疑問を即解決！
日常臨床ワンランクアップ！

天然歯審美修復のセオリー
図解 Q&A

監著：北原信也
著者：西山英史／山﨑 治／中村茂人／加部聡一／富施博介／
　　　西 耕作／松本和久／橋爪英城／上林 健

クインテッセンス出版株式会社　2017

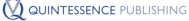

Berlin, Barcelona, Chicago, Istanbul, London, Milan, Moscow, New Delhi, Paris, Prague, São Paulo, Seoul, Singapore, Tokyo, Warsaw

クインテッセンス出版の書籍・雑誌は、歯学書専用通販サイト『歯学書.COM』にてご購入いただけます。

PCからのアクセスは…

歯学書　検索

携帯電話からのアクセスは…
QRコードからモバイルサイトへ

序文

　「審美修復治療ってみた目の治療でしょう～」何度となく聞かれるフレーズに耳を覆いたくなることもしばしばです。歯科従事者でもこのような質問ですから、一般の方はさらに"怪しい治療"と考えている方も存在します。歯科先進国である米国では、この審美修復のとらえ方は一変します。審美修復治療を専門とする歯科医師は、あらゆる分野に長けていること、つまり歯科治療の最高峰にあると考えられているからです。審美修復とは修復治療では絶対的に必要な要件である天然歯同等の機能、構造かつ歯周組織との調和のすべてが満たされていることであり、審美はその上に存在するものであるというのが本当の"審美修復治療"ということになるでしょう。

　そして今、なぜこの審美修復治療を学ぶ必要があるのか？　それは、昨今の日本人におけるQOL向上で、以前の治療の「噛めれば合格」から、噛めるのは当たり前でさらに審美的結果を求める患者も多くなったこと、加えて国際社会で活躍する日本人を意識しなければならないと感じるからです。先日のリオオリンピックでも世界の選手たちが熱戦を繰り広げているなか、マスメディアでは日本人の歯並びの悪さが気になってしようがないといったコメントがあちこちでみられました。同じアジアでも韓国人選手、中国人選手にはきれいな歯の人が多いというのに、日本人はどうなってしまったのかと思うと同時に、国際社会では先進国中もっとも歯が汚い、歯並びが悪いと揶揄されることもあります。このような日本の状況を変える、歯科で日本人を変える提案もそろそろ我々からすべきではないかと思います。

　本書は、そのような"歯科からグローバルな日本人に変えるプロジェクト"として、日本中の歯科医師に広く取り入れていただきたいという願いから生まれたものです。内容としても実際の臨床医の先生方からヒアリングし、Questionを設定、それぞれ得意分野の先生方にAnswerしていただきました。まさに痒いところに手が届く1冊になったと思っています。診療室に置いていただき、審美修復の辞書代わりとして活用いただくことを著者一同願っています。

　今回、構想から2年、ヒアリングに参加いただいた先生方、また毎回寝食を忘れ、遅くまで熱くディスカッションした日本の審美修復治療を担う10名の著者面々、先鋒に立ち我々を導いてくれたクインテッセンス出版の担当者には心より感謝と御礼を申し上げます。

2016年12月

北原信也

序文 3

Digest
天然歯審美修復のポイント 9

CHAPTER 1　ホワイトニング編

- Question [001]　ホワイトニングの診査・診断について 24
- Question [002]　バンディングへの対応 28
- Question [003]　補綴前処置としてのホワイトニングとメインテナンス 30
- Question [004]　ウォーキングブリーチの効果と注意点 32
- Question [005]　ウォーキングブリーチと内部吸収のリスク 34
- Question [006]　ホワイトニング時の痛みの予防 36

CHAPTER 2　コンポジットレジン修復編

- Question [007]　ホワイトニング後、どの程度待って充填するか？ 40
- Question [008]　明度のコントロールの方法 42
- Question [009]　正中離開をコンポジットレジンで充填するステップ 44

CHAPTER 3　ラミネートベニア編

- Question [010]　ラミネートベニアの適応症と支台歯形成、治療ステップ 48
- Question [011]　ラミネートベニア形成の注意点 50
- Question [012]　ラミネートベニアのシェードコントロール 53
- Question [013]　ラミネートベニアのプロビジョナルレストレーション製作方法と仮着の仕方 56

CHAPTER 4　支台築造編

- Question [014]　支台築造は歯内療法の領域 ……………………………… 60
- Question [015]　ファイバーコアの施術ステップ ……………………………… 63
- Question [016]　ファイバーコア vs メタルコア ……………………………… 66
- Question [017]　根管形成の深さ ……………………………… 68
- Question [018]　最新のポストコアの接着について ……………………………… 70

CHAPTER 5　クラウン・ブリッジ修復編

1）診断

- Question [019]　レッドバンドの理由と対応 ……………………………… 76
- Question [020]　歯頸部歯肉の変色への対応 ……………………………… 78
- Question [021]　正中のズレに対する補綴的アプローチ ……………………………… 81
- Question [022]　ブラックトライアングルへの対応 ……………………………… 84
- Question [023]　上顎中切歯切縁の位置 ……………………………… 86

2）支台歯形成

- Question [024]　支台歯形成の基本（オールセラミック修復のためのベーシック） ……………………………… 88
- Question [025]　クリアランスの確認方法 ……………………………… 91
- Question [026]　フィニッシュラインの設定 ……………………………… 94
- Question [027]　きれいな支台歯形成のテクニック ……………………………… 96

3）プロビジョナルレストレーション

- Question [028]　テンポラリークラウンとプロビジョナルレストレーション ……… 98
- Question [029]　プロビジョナルレストレーションの装着方法 ……………………100
- Question [030]　前歯部審美部位におけるプロビジョナルレストレーション …102
- Question [031]　最終印象前の再評価 ……………………………………………104
- Question [032]　クロスマウントプロシージャーとシークエンシャルセメンテーション ……………………………………………106

| Question | [033] | プロビジョナルレストレーションの製作法 ....109 |
| Question | [034] | プロビジョナルレストレーションの材料は何がよい？ ....112 |

4）印象採得

Question	[035]	印象材の特徴と使用方法、個人トレーの必要性 114
Question	[036]	印象採得時の出血および滲出液のコントロール法..........116
Question	[037]	支台歯形成後の印象 118
Question	[038]	良い印象と悪い印象..120

5）補綴物装着

Question	[039]	接着と合着の違い 122
Question	[040]	オールセラミッククラウンの仮着 125
Question	[041]	内面処理の方法 128
Question	[042]	フルジルコニアの咬合調整 131

6）ブリッジ

| Question | [043] | ポンティック形態の種類について（オベイトポンティックの有効性）
　　　　　　　　　..134 |
| Question | [044] | 欠損歯槽堤の診断と前処置（歯槽堤改善）について.........137 |
| Question | [045] | オベイトポンティックにおけるプロビジョナルレストレーションの
　　　　　　　　調整法..139 |
| Question | [046] | オールセラミックブリッジの適応範囲 ....141 |

CHAPTER 6　歯科技工士との連携：修復編

| Question | [047] | 正中や歯軸を正しく伝えるには？................................144 |
| Question | [048] | 前歯部インプラント審美修復の注意点 ....146 |
| Question | [049] | ポーセレンラミネートベニアとクラウンタイプの
　　　　　　　　混在ケースへの対応 ....148 |
| Question | [050] | ポーセレンの築盛スペースが確保できない場合は？.........150 |

執筆者一覧

[監著者]

北原信也（東京都開業　TEAM 東京ノブレストラティブデンタルオフィス）

[著者]

西山英史（東京都開業　西山デンタルオフィス）

山﨑 治（東京都開業　原宿デンタルオフィス）

中村茂人（東京都開業　デンタルクリニックアレーズ銀座）

加部聡一（東京都開業　加部歯科医院）

富施博介（神奈川県開業　ライフデンタルクリニック）

西 耕作（福岡県開業　西耕作歯科医院）

松本和久（北海道開業　松本デンタルオフィス）

橋爪英城（東京都開業　TEAM 東京橋爪エンドドンティクスデンタルオフィス）

上林 健（神奈川県歯科技工所開業　ナチュラル・セラミック）

[協力]

大久保弘記（東京都勤務　TEAM 東京ノブデンタルオフィス）

篠原憲太（東京都開業　分倍河原ひまわり歯科）

田島 圭（東京都勤務　天野歯科医院）

町田真吾（東京都開業　荻窪ツイン歯科医院）

Digest

天然歯審美修復のポイント

　術後1〜4年経過しても治療痕がわからない、経年的にも変化しない修復治療についてステップバイステップで解説する。

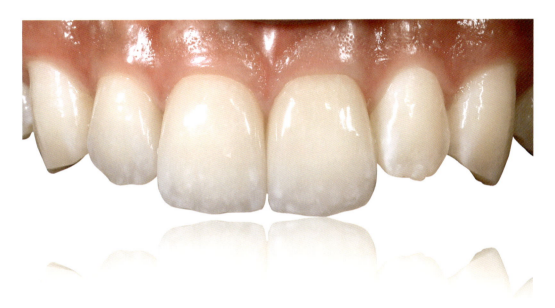

1 year later after final set

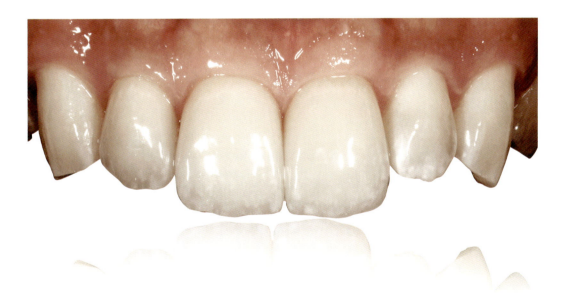

4 year later

どこを治療しているのでしょうか？

　通常1〜3年経過後に何かしらの治療痕が現れることがある。審美修復治療のセオリーを理解することで、このような経年的にも治療痕の現れない修復治療を可能にする。

■審美修復のめざすべき目的と目標を達成するために必要な要件と包括的な治療ステップ

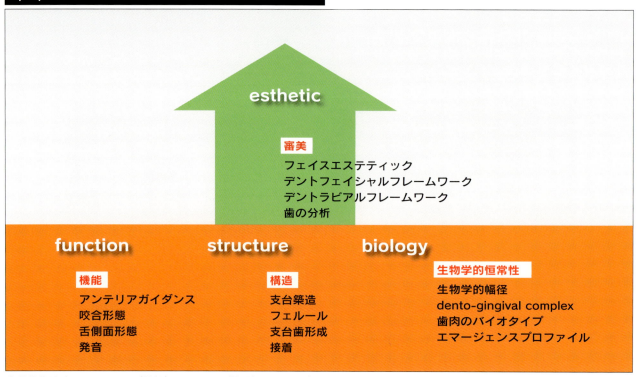

審美修復治療とは function（機能）、structure（構造）、biology（生物学的恒常性）の上に依存する。すなわち、審美とはただのみた目の美しさではなく、強い基礎の上に建つ家のようなものである。審美（みた目）が改善されても、噛めない、喋れない（前歯部の最低要件）では審美修復治療が完成されたとはいいがたい。

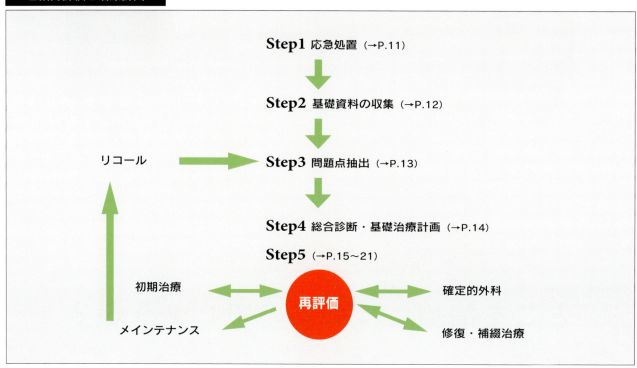

審美修復治療に限らず、歯科治療は上記のステップによって包括的に展開する。

Step 1
emergency treatment（応急処置）

■患者：35歳、accident
■主訴：事故による下唇裂傷と 2 1|1 の破折により来院した。

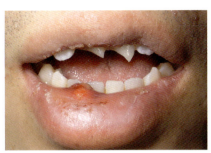

下唇裂傷

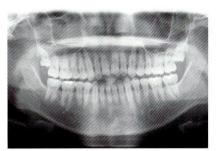

パノラマエックス線写真

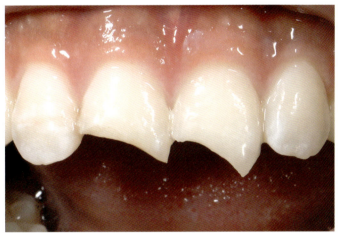

2 1|1 の破折

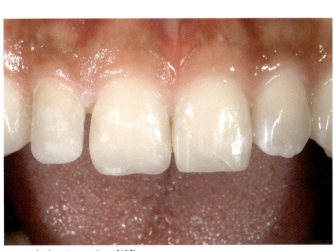

コンポジットレジン充填

Step 2
basic data gathering（基礎資料の収集）

■応急処置後、後日口腔内の精密検査を行い、基礎資料の収集を行う。

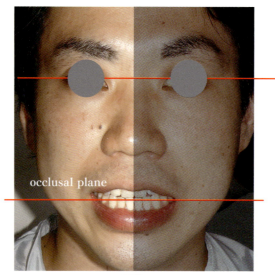
facial esthetics
occlusal plane
midline

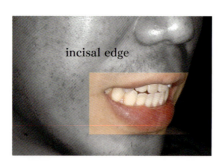
incisal edge

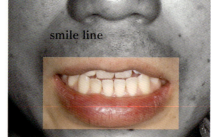
smile line

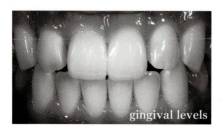
gingival levels

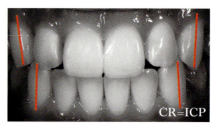
CR=ICP

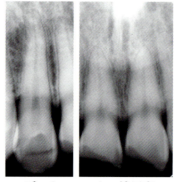
デンタルエックス線写真

Step 3
problem lists（問題点抽出）

■基礎資料を分析し、問題点を抽出する。

1） 2 1|1 破折　1|1 破折ライン（マイクロクラック）

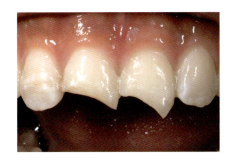 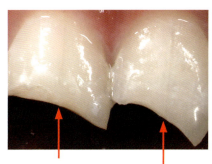

2） 2|自発痛＋温度診・熱＋打診痛

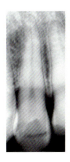

3） 切端咬合、アンテリアガイダンスの欠如

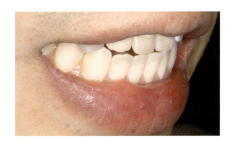

4） 口唇における歯のみえる割合：下顎＞上顎

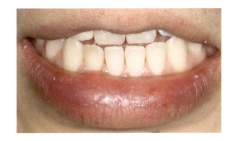

Step 4
diagnosis and treatment planning（総合診断と治療計画）

■問題点を整理し、診断を確定する。そのうえで治療計画を決定する。審美修復治療において施術に入る前の診断と治療計画の立案までで、治療の8割が終わったといっても過言ではないほどの重要なフェーズである。

診断：
1) 1|1 歯冠破折、クラック
2) 2| 歯冠（一部歯根に及ぶ）破折、急性化膿性歯髄炎
3) 審美障害、前歯機能障害

治療計画：
2| オールセラミックスによる歯冠修復治療、1|1 ポーセレンラミネートベニア修復

① 2| 破折片除去、抜髄、根管治療、挺出、支台築造
② 診断用ワックスアップ
③ 2 1|1 概形成、プロビジョナルレストレーション
④ 再評価
⑤ 最終印象
⑥ 最終修復物装着

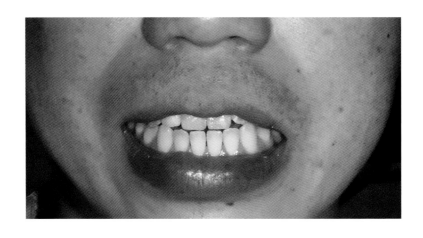

Step 5
treatment
（初期治療〜修復・補綴治療まで再評価をしながら進める）

■予知性の高い構造を考える。

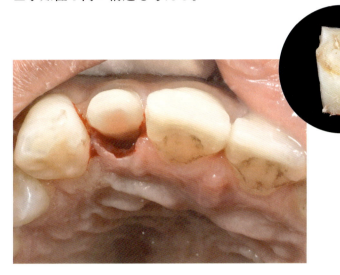

歯冠破折片を除去すると、破折部は舌側歯肉縁下にまで及んでいた。

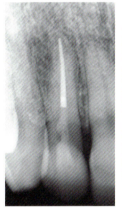
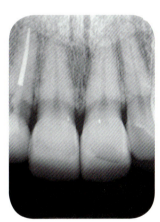
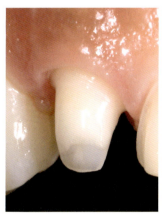

自発痛もあり抜髄処置後、根管充填。コロナルリーケージへの対応として根管充填後1週間で支台築造を行った。

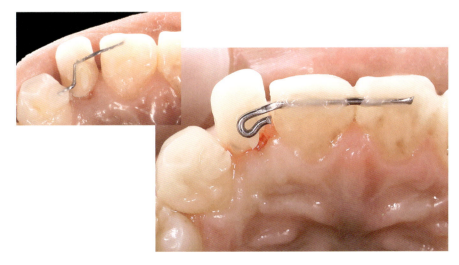

フェルールを確保するため、挺出を行う。とくに機能側（今回の 2| においては舌側）のフェルール確保は重要である。

wax-up

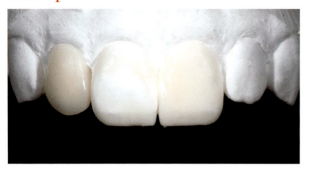
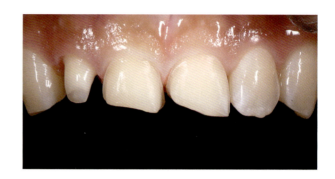

Wax up は歯科治療における設計図。

最終形態を考えた wax up を行う。とくに 1|1 において
は切縁を延ばすことで下顎とのカップリングが確立し、
審美・機能への改善をめざす。

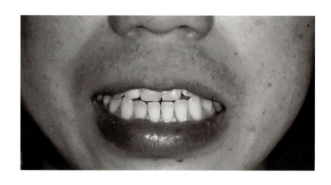

re-evaluation of provisional restoration

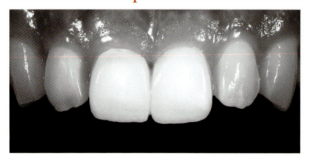

プロビジョナルレストレーションは最終修復物のシミュレーションを行うもの。一般的は仮歯とは異なる。

機能にフォーカス

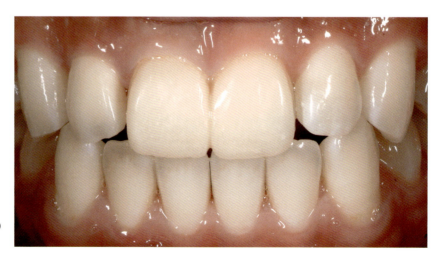

プロビジョナルレストレーションにより
再評価する。

impression

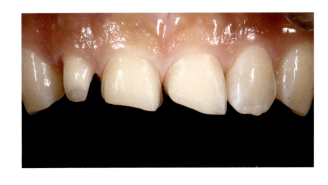

再評価により修正点を改善し、最終印象となる。

shade taking

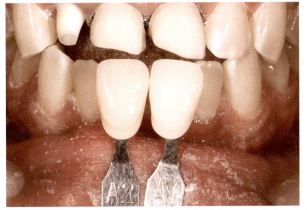
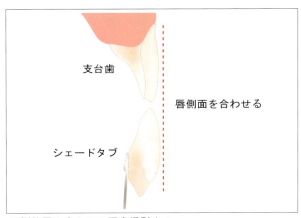

シェードテイキングは、シェードを合わせたい支台歯の切縁付近で、唇側位置を合わせて写真撮影する。

機能にフォーカス

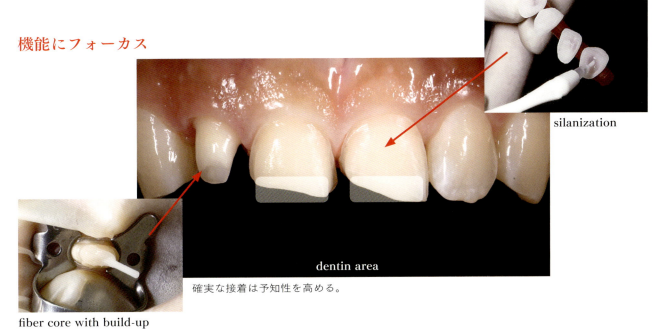

確実な接着は予知性を高める。

このケースにおいて、成功の鍵は接着といっても過言ではない。ここで考えなければいけないのはラミネートベニア等のセラミックスの補綴物を接着する場合、歯面側とセラミック接着面の両面に対して接着前処理が必要になることである。

とくに接着で難しいとされるデンティンボンディングについて、2|の支台築造、1|1のポーセレンラミネートベニア形成面においても、象牙質が露出する部分に対して配慮が必要となる。またセラミックサイドに対しては一般的にシランカップリング剤等を用いる。両サイドの確実な接着前処置がレジンセメントにて両者を強固に接着させる鍵となる(詳細 018 参照)。

象牙質接着

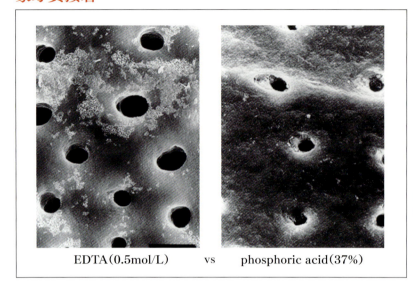

EDTA(0.5mol/L)　vs　phosphoric acid(37%)

EDTAを使用した際の象牙質界面（Kusunoki M, Itoh K, Hisamitsu H, Wakumoto S. The efficacy of dentine adhesive to sclerotic dentine. J Dent 2002；30(2-3)：91-97より引用。伊藤和雄先生のご厚意による）。a：30秒間エッチング。b：60秒間エッチング。

デンティンボンディングにおいて、とくにエッチングは禁忌といえる。SEM像の観察では左ではエッチング30秒後の象牙細管の入り口の画像であるが、細管の入り口が開いているのがわかる。象牙細管中には水分が存在するが、エッチングを使用することで通常より開いた象牙細管から水分が漏出し、さらには象牙質表層の接着に必要なハイドロキシアパタイトを破壊することで接着が脆弱になる。一方、中央はマイルドエッチングとしてEDTA塗布後60秒後のSEM像である。象牙細管入口は開くことなく、通常の大きさをキープするが、スメアー層は除去されている（詳細は **018** 参照）。

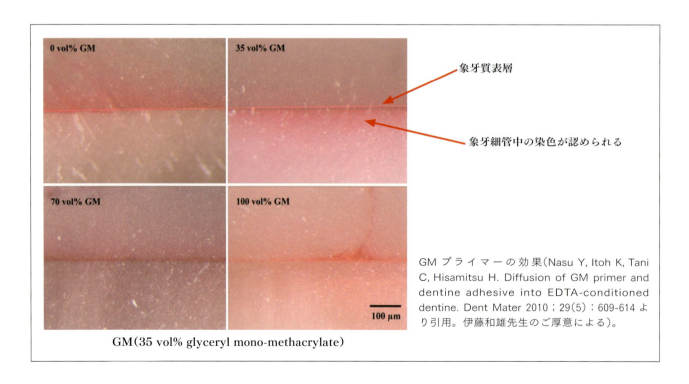

象牙質表層
象牙細管中の染色が認められる

GM(35 vol% glyceryl mono-methacrylate)

GMプライマーの効果（Nasu Y, Itoh K, Tani C, Hisamitsu H. Diffusion of GM primer and dentine adhesive into EDTA-conditioned dentine. Dent Mater 2010；29(5)：609-614 より引用。伊藤和雄先生のご厚意による）。

エッチングの後はGMを使用するのが効果的である。とくに35vol%の溶液を象牙質表層に置くと象牙細管中に侵入がみられる（上記染色部）。目的は象牙細管中の水分流出を防ぐため、溶液が先回りする。またGMはハイドロキシアパタイトに結合し、コラーゲン質に入り込む。さらにはボンディング材と共重合することで接着をより強固のものとする。ただし、侵入したGM溶液は象牙細管中の組織液の押し出しにより戻されるため、GM塗布後は速やかにボンディングに移行することが望ましい（詳細は **018** 参照）。

silanization

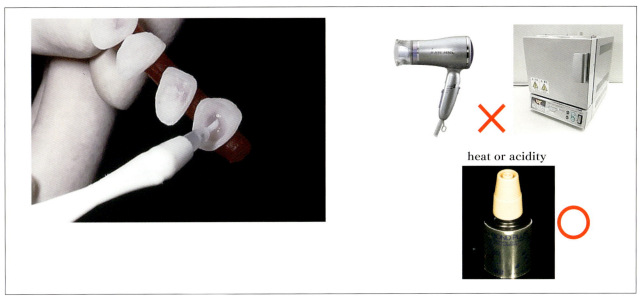

heat or acidity

今回はガラス系セラミックスでの修復のため、シランカップリング剤を使用。一般的には活性を促す目的で熱を加えるか酸（ボンディング材等）を加え、口腔内環境下での熱は実際には不可能のため、酸を加える（詳細は018参照）。

シランカップリング剤の効果を高める種々薬剤の組み合わせによるせん断試験の結果

A	12.58 ± 4.00
B	14.94 ± 4.28
10% 4-META + A社シランカップリング剤	22.36 ± 7.56
A社シランカップリング剤 + ボンディング材を加える	23.06 ± 4.34
5% 4-META + A社シランカップリング剤	28.71 ± 5.10
γ-MPTS+4-META+resin monomers	38.73 ± 5.10

青色：コマーシャルシランカップリング剤
黄色：シランカップリング剤に5%、10%の4-META
　　　でA社ボンディング材を加えたもの
赤色：シランカップリング剤に4-METAを配合し、
　　　新しく調合した1液性シランカップリング剤

γ-MPTSに4-METAを加えることで強い接着強さを実現した。対象はニケイ酸リチウム系セラミックス（Kitahara N, Itoh K, Kusunoki M, Oikawa M, Miyazaki T. One-bottle silane coupling agent containing 4-META. Dent Mater 2013；32(3)：1-4より改変引用）。

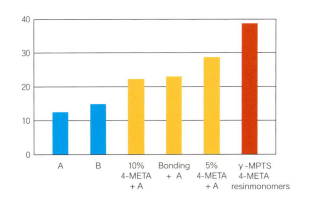

（詳細は018参照）

材料別の表面処理の違い

材料	長石系セラミックス	ニケイ酸リチウム系セラミックス	金属酸化物系セラミックス　アルミナ　ジルコニア	コンポジットレジン　ハイブリッドレジン
表面処理（プライマー処理）	シラン処理（γ-MPTS）	シラン処理（γ-MPTS）	リン酸エステル系モノマー（MDP）	シラン処理（γ-MPTS）

final set

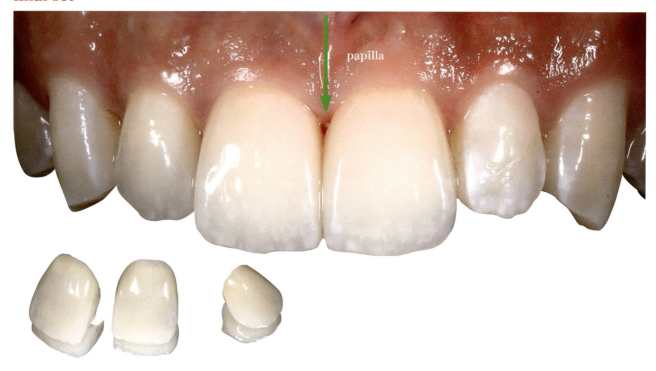

装着直後、1|1 歯間乳頭にブラックトライアングルが出現している。

dento-gingival complex

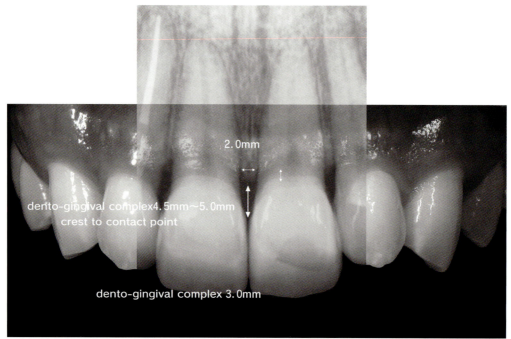

Van der Velden, Tarnow D

補綴物装着直後である。1|1 の歯間乳頭がまだ回復していないが、dento-gingival complex の定義から、骨頂よりコンタクトまでの距離は最低 5 mm 確保することで、歯間乳頭のクリーピングを促す。

1 year postoperative view

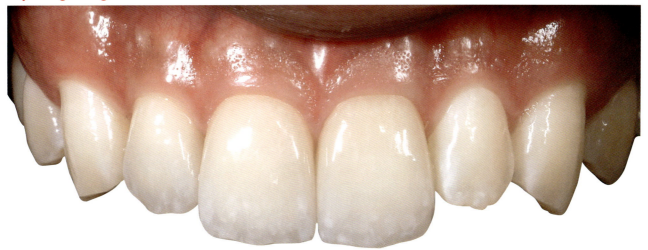

9ページの答（修復治療を行った部位）は 2 1|1 となる。歯間乳頭も回復して、周囲組織と調和している。

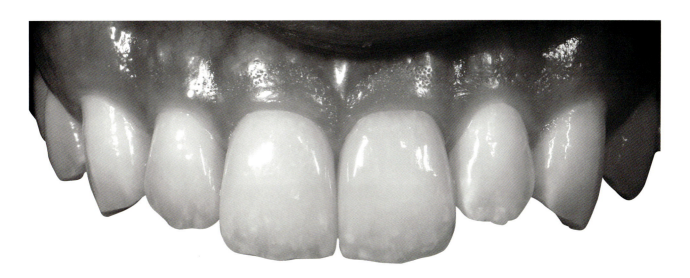

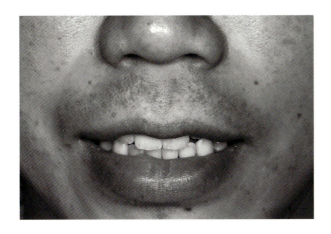

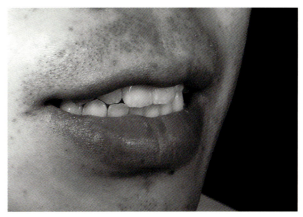

適切なアンテリアガイダンスが付与され、機能的にも安定している。

■ summary

術前

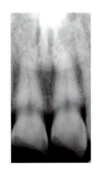
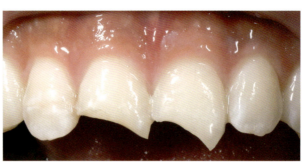

支台歯形成後

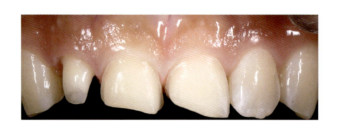

補綴物装着時

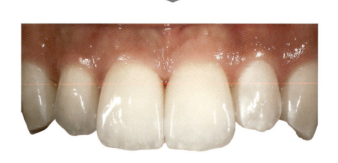

補綴物装着後
約1年

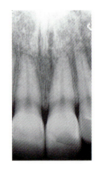
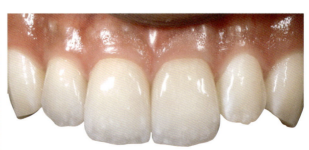

審美修復治療における審美とは、機能、構造、歯周組織の調和によりもたらされる結果といえる。

CHAPTER 1

ホワイトニング編

1. ホワイトニング編

001 ホワイトニングの診査・診断について

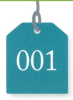

キーワード：ホワイトニング、診断

Question

相談者：K. O. さん
33歳、勤務医

ホワイトニングをしたいが、どれくらい白くなるかと聞かれたのですが、術前に術後を予測することができますか？

Answer

以前はホワイトニングというと、「やってみないと結果はわからない」、「どれくらいまで白くするのか？」等、術前に術後を予測して施術することが難しいとされていましたが(**図1a、b**)、昨今は蓄積したデータを分析することで、ある程度の術後を予測することが可能になりました。つまり医療のすべてがそうであるように、ホワイトニングにおいても診査を行い、術前に術後を予想する診断が大切であると考えます。では具体的にはどのような診査が必要かみていきましょう。

回答者

北原信也

Point 1　8つの診断着目点とホワイトニングチャート

図2aをみてください。この診査項目は自身のホワイトニング症例3,000ケースを分析して生まれたものです[1]。この診査項目における診断は**図2b**に示しました。この方法により、術前におおよその術後を予測でき、またゴールの設定も可能なことから、審美歯科治療における1オプション（カラーコーディネート）としての位置づけが確立しています。従来のホワイトニングにおけるシェード診査は、シェードガイドを明度順に並べて見比べていたため、術者の主観がシェードの評価に関与することもありましたが、ホワイトニング用測色器により客観的に診断することが可能となりました。

Point 2　ホワイトニングシステムの活用

以下のシステムを活用することで、客観的なホワイトニング施術が可能となり、注目されています。
❶シェードアップナビシステム（松風）：筆者が考案したホワイトニング術前・術後診断チャートを用いることで、術前に術後の予測が可能となりました。付属の測色器を用いることで色の客観的な評価が得られます（**図3**）。
❷一般的なシェードガイドでは、正しい診査は難しいです（**図4**）。
❸シミュレーターソフト（松風）：さらに筆者の今までのホワイトニング症例約2,000ケースについてデータベース化したソフトを開発しました。術前の状態をインプットすれば、術後の予測がでます（**図5**）。
❹診査・診断例
a. 術前の診査により術後の予測値をシミュレーターソ

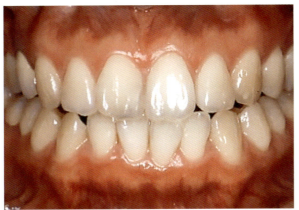

図1a ホワイトニングは従来、術前に術後を予測して施術することが難しいとされていた。

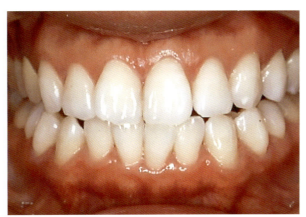

図1b そして術後の結果がすべてで、このように白くなればよいとされていた。

図2a トゥースホワイトニングにおける診査項目。

①着色度
②色の傾向（色調）
③バンディング
④ホワイトスポット
⑤顔の色
⑥修復処置（1歯）
⑦修復処置（処置部）
⑧テクスチャー（歯の表面性状）

とくに、①から④については、歯の着色状態をキャラクタライズすることを目的に診査するものであり、ホワイトニングのしやすさ（しにくさ）を左右する主たる要素である。

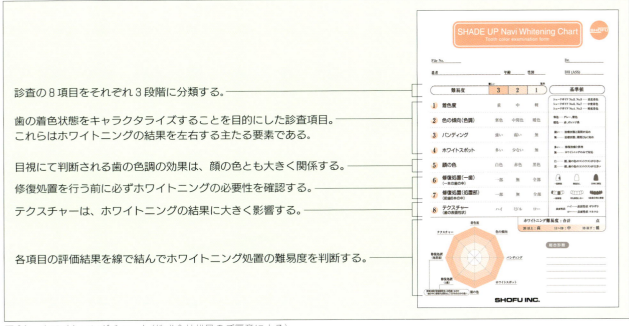

図2b ホワイトニングチャート（株式会社松風のご厚意による）。

フトで診断した結果、現状8（A4）が4（A1）になるとの予測値でしたが、エンドポイント時で超える3（ホワイトニングシェード）となりました（**図6**）。

b. テクスチャーがハイテクスチャーにより、変化が少ないとの予想を立てながら、実際の予測値では6（A3）が4（A1）となりました。患者には術前に効果が少ないことを示唆していたため、納得のうえの施術となります。施術後は予測値どおりとなりました（**図7**）。

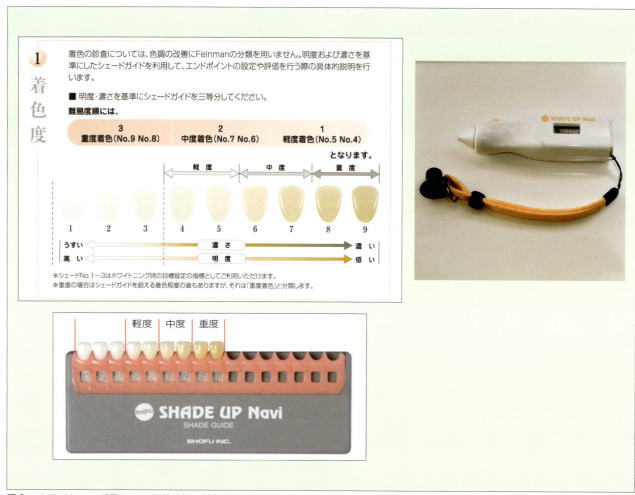

図3 ホワイトニング用シェードガイドは従来のシェードガイドに比べて格段上に明度が変化したもので、色の違いを明確にビジュアル化した。シェードアップナビ（測色器）はさらに精度と客観性をもつ診断機器といえる。表示される数字はシェードガイドの数字と連動しているため、患者説明においてもわかりやすい（株式会社松風のご厚意による）。

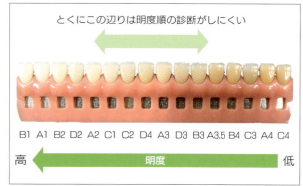

図4 シェードガイド。従来、補綴治療における使用を想定したもので、ホワイトニングのシェードガイドとしての使用には適さない。

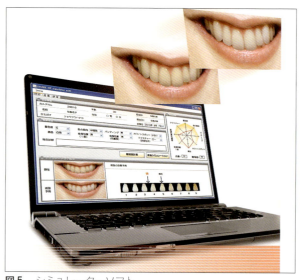

図5 シミュレーターソフト。

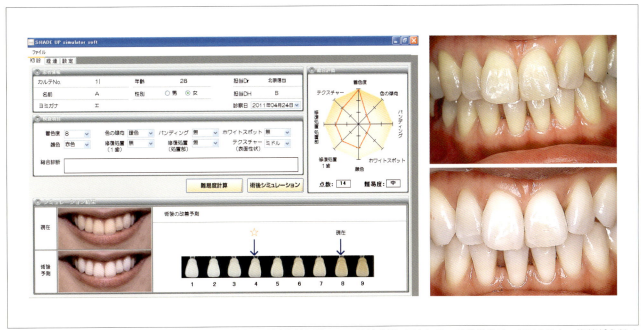

図6 8項目の診査データを打ち込むと、術前に術後の予測値が左下シェードガイドに示される。この患者データによると、術前が8（A4相当色）からホワイトニング後は4（A1相当色）に変わるという予測値が提示された。右は実際の術前、術後の写真。予測値どおりの結果となる。

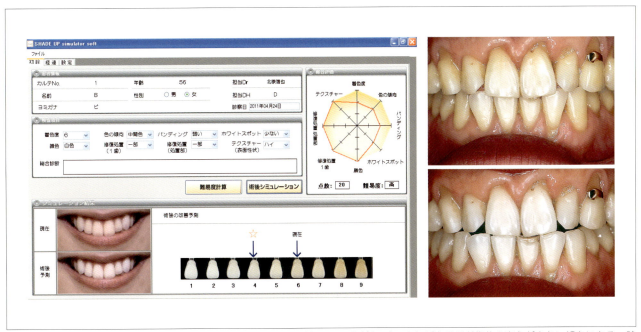

図7 ハイテクスチャーの典型的な例である。ハイテクスチャー（表面の凹凸が多い）であればあるほど術後の変化が少ない傾向にある。診断では2シェードのアップとされた。患者には大きな変化は期待できないと説明するが、希望により施術を行う。結果、診断どおり2シェードアップとなる。しかし、術前の診断とカウンセリングにより、患者は納得し、またこの結果に対しても満足された。

参考文献

1. 北原信也．クリニカルトゥースホワイトニング．東京：医歯薬出版，2006．

1. ホワイトニング編

002 バンディングへの対応

キーワード：バンディング、ホワイトスポット

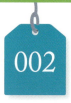

Question
相談者：O.K.さん
29歳、勤務医

ホワイトニングを行ったところバンディングが出現してしまいました。どうすればいいでしょうか？　また、ホワイトスポットが強調されてしまった場合の対処法も教えてください。

Answer

ホワイトニング後のバンディングは、誰でも出現する可能性があります。それは歯の構造をみると理解することができます。歯を分解して、図1のエナメル質のみをみると、透明層と白濁の強い層とが縞のようになっています。さらにエナメル質の明度と象牙質の明度をみる（図2）と、象牙質のほうが高いことがわかります。つまり、私たちは歯の色をみるときには発色の強い象牙質表面の色とその上に乗る透明度の強いエナメル質との混合色をみていることになり、結果、エナメル質の縞が象牙質の発色の強さに同化されてみえなくなってしまいます。このように、基本的な歯の色の構造を知ってから、今度はホワイトニングの実際について考えていきましょう。

回答者
北原信也

Point 1　バンディングがなくなるまでホワイトニングを進めるべき

ホワイトニングは歯の表面から薬剤の力で漂白が進み、最終的には象牙質の表層、エナメル‐象牙境付近まで達します。バンディングはこの進行過程で発現すると考えられます。エナメル質が漂白されると誰でももっている透明層と白濁した層が強調され、バンディングが出現します。従来、バンディングが出現した場合は施術を中止するとされていましたが、施術を中止してしまうと再着色が始まるため、経年的には元に戻ることにはなりますが、せっかく白くなり始めたホワイトニングが無駄になります。

現在はこのメカニズムを理解することで、バンディングが発生してもさらにホワイトニングを進めます。ホワイトニングを進めると、さらに漂白が進み、発色の強いエナメル‐象牙境の明度が上がるため、バックライトが強くなる現象が生じます。バックライトが強くなると今度はその表層に位置するエナメル質が強い光を受け、縞模様が同化されて消えてしまいます。

よって、エンドポイントはバンディングがなくなるまでホワイトニングを継続することになります（図2）。

Point 2　ホワイトスポット出現の可能性を患者に伝える

一方、ホワイトスポットはホワイトニングによって同化されてみえにくくなる場合と、さらに強調され、よりめだってしまう場合があります。傾向としてはスポットが歯の中にある場合は同化しやすく、表層にある場合はめだってしまうことが多いと考えています。いずれにしても同化された場合は問題ありませんが、もしめだって

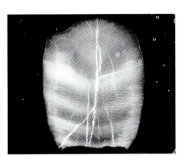
図1a　エナメル質は透明層と白濁した層の縞模様となっている（文献1より引用）。

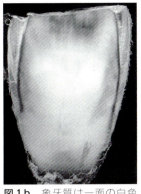
図1b　象牙質は一面の白色発色体といえる（文献1より引用）。

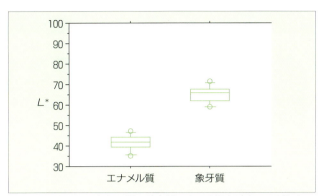
図1c　明度をみると象牙質の発色がエナメル質より高いのがわかる（文献1より引用）。

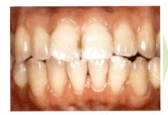
図2a　バンディングケース、術前。

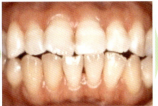
図2b　ホームホワイトニング治療を開始、片側ずつの評価をするため、上顎からスタートする（スタートより1週間後）。

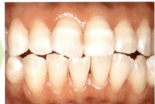
図2c　上顎の色の変化（効果）を確認してから下顎もスタート。しかしこの時点で上顎のバンディングが顕著に認められる（スタートより2週間後）。

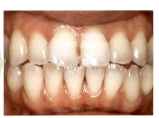
図2d　さらにホワイトニングを進めて2cより2週間後にはホワイトニングの効果により象牙質の発色が強くなり、バンディングは消失してみえる（スタートより4週間後）。

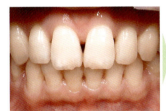
図3a　ホワイトスポット、術前。

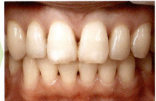
図3b　ホワイトニング後にエナメル質表層のホワイトスポットが顕著になる。

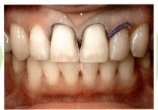
図3c　術前の計画でポーセレンラミネートベニアによりスポットの改善と形態修正を計画した。

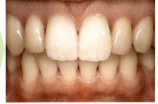
図3d　術後、ホワイトスポットも改善した。

しまった場合は修復治療へと駒を進める必要があります（図3）。

重要なことは、このようにホワイトスポットが出現する可能性について、患者に術前に話をしておくことです。また、術前に少しでもホワイトスポットが観察される患者には、術後の処置についても話し合っておく必要があると思います。

Point 3　ホワイトニングは修復治療の重要なステップ

そのような意味でもホワイトニングの術前診査は大変重要であると考えます。ホワイトニングは決して歯を白くするだけのツールではなく、修復治療における大切なステップであるという考え方も必要といえます。

参考文献
1. 猪越重久．III．天然歯の色彩学的な構造．In：日本歯科色彩学会（編著）．歯の色の話．東京：クインテッセンス出版，1999；29-32．

1．ホワイトニング編

003 補綴前処置としてのホワイトニングとメインテナンス

キーワード：補綴前処置、メインテナンス、タッチアップ、リコールシステム

Question
相談者：H. I. さん
30歳、勤務医

補綴前処置としてのホワイトニングと施術後のメインテナンスについて、教えてください。

Answer

ホワイトニングは単なる天然歯の漂白ツールなのでしょうか？ 昨今ホワイトニングは流行、ファッションであり、美容関連における1ツールとして市民権を得たのではないでしょうか。しかし、その一方で、歯科治療のなかでのホワイトニングの位置づけは異なるといえます。歯科治療におけるホワイトニングは審美修復治療のカラーコーディネートとしての施術オプションになります。通常、治療計画立案において、前歯を含むエステティックエリアの審美修復治療を行う場合、機能面、構造面と歯周組織との調和をめざしつつ、最終的には審美性に配慮して治療を完了しなければなりません。そこで、ホワイトニングは最終修復治療に至る前に行っておく必要があります。その意味では補綴前処置であり、単なる天然歯の漂白ツールではないと考えています。

回答者
北原信也

Point 1 ホワイトニングは審美修復治療の1オプション

さて、審美修復治療におけるホワイトニングは治療の1オプションにもなっているため、患者に選択肢の1つとして説明することも必要であると同時に、正しい知識と理解のもとに施術しなければなりません。たとえば、前歯部における審美修復治療を実践するにあたり、ホワイトニングを説明せずに、天然歯の歯冠色に合わせた審美修復治療を行ってしまい、その術後に患者からホワイトニングを希望されたとしても、修復物以外の天然歯のみを白くするわけにもいかず、最悪の場合、修復物を作り直すということも起こる可能性があります。現実には、筆者の経験上、審美修復治療を希望される患者のうち天然歯のホワイトニングを希望される患者は9割以上に達するので、院内における修復前に施術する流れが確立しています（図1〜3）。

Point 2 タッチアップとリコールシステムの確立

つぎに、審美修復治療とホワイトニングを併用した場合、数か月または数年後には再着色に至った色の不調和に対するメインテナンスを考える必要があります。図4〜8の症例は前歯部の審美的な結果をとくにこだわった患者のものです。治療後は反対咬合が改善され、審美的、機能的にも満足されました。しかし、その後3か月後のリコールに応じることなく、約8か月が経過した際に来院されました。そのときは本来必要なリコールやクリーニングをしたいということで来院したわけではなく、天然歯の再着色へのタッチアップを希望されたものでした。

タッチアップによるホワイトニングで色の調和をはかりましたが、それ以降タッチアップのタイミングでリ

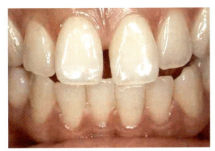

図1 前歯間隙をラミネートベニアにて修復予定の術前。

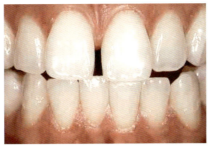

図2 カラーコーディネートとしてホワイトニングを行う。

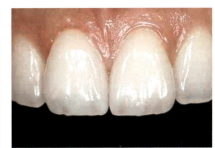

図3 ホワイトニング後にラミネートベニアにて修復する。

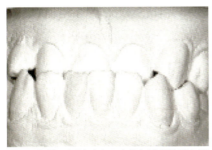

図4 術前。反対咬合の改善と審美治療を希望して来院。

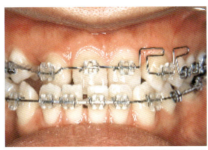

図5 矯正により欠損していた両側切歯に空隙をつくり、インプラントを計画。

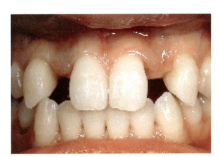

図6 矯正後の正面観。

図7 インプラント埋入後。
図8 ホワイトニング後、２+２の補綴修復治療を行う。

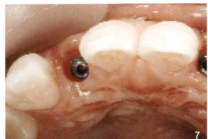
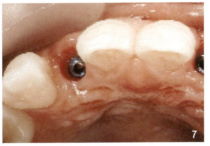

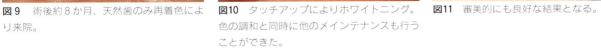

図9 術後約8か月、天然歯のみ再着色により来院。

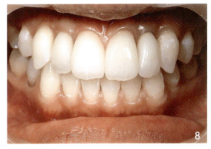

図10 タッチアップによりホワイトニング。色の調和と同時に他のメインテナンスも行うことができた。

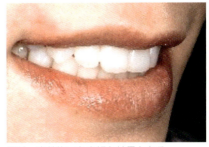

図11 審美的にも良好な結果となる。

コールされ、その際にあらゆるチェックとともにメインテナンスやクリーニングも行うことで、口腔内の健康を保っています。つまり、タッチアップにより色のメインテナンスとともに口腔内のメインテナンスも行うことができる新しいリコールのシステムが確立したと考えています（図9〜11）。

1. ホワイトニング編

004 ウォーキングブリーチの効果と注意点

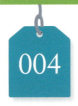

キーワード：残存歯質厚み、充填材除去、封鎖

Question
相談者：A. A. さん
30歳、勤務医

失活歯の変色にウォーキングブリーチ法を施術しました。多少の変化はあるのですが、あまり効果はありません。何か気をつけるポイントはありますか？

Answer

日常臨床において、歯の変色を主訴とする歯科医院への受診は増加しており、なかでも医原性の二次疾患であるテトラサイクリンや失活歯変色や修復物変色は累計で全体の8割を占め[1]、歯の変色による日常生活での心理的負担は大きいことが予想できます。なかでも失活歯の変色は単独歯であることが多く、隣在歯と比較されやすい状況下にあり、改善を望む患者も少なくありません。基本術式は成書を参照していただくとして、本稿ではウォーキングブリーチ法（図1）[2]の臨床的なポイントを解説していきます。

回答者
山﨑 治

Point 1 ▶ しっかりとアクセスオープニングと充填物を除去しましょう

まず、第一に施術前の根管充填の状態をエックス線写真で確認することが重要です。根尖病変があるようでしたら再根管治療が必要となります。また、薬剤の漏洩リスクもありますので緊密な充填を心がけましょう。

つぎに不適切なアクセスキャビティによる歯髄組織の残渣は変色の原因になるため、歯髄残渣の完全な除去をめざします（図2a、b）。さらには、コンポジットレジン（以下、CRと略）充填が唇側歯質に残留している場合は漂白効果が望めませんので確実に除去します。色調が近似していて確認しにくい場合は、エアをかけて白濁感を確認後、歯質の厚みを考慮しながら慎重に削合していきましょう。根管充填材の除去は歯頸部から約2mm下までが目安ですが、実際の変色部位をプローブで確認しながら行います（図3a、b）。

Point 2 ▶ 適切な練和状態で速やかに薬剤を充填しましょう

適切な窩洞形成ができたら漏洩防止のバリアをセメントで行い、薬剤を充填します。薬剤は過ホウ酸ナトリウムと30％過酸化水素水を使用し、金属酸化物による変色を避けるため金属スパチュラは使用せずにプラスチックスパチュラでガラス練板上で練和します。体積比は過酸化水素1、過ホウ酸ナトリウム3の割合でよく練り込み、粒子を潰してペースト状にすることがポイントです（図4）。このとき、過酸化水素が手指や粘膜に触れると刺激痛があるためグローブを着用し、必要であればラバーダム防湿を行います。誤って粘膜に接した場合はすぐ洗浄しましょう。薬剤を緊密に充填するため、根尖から唇側にかけて綿球で圧接していきます（図5）。

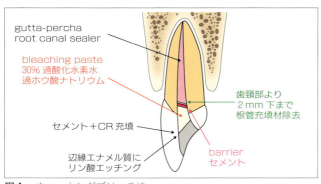 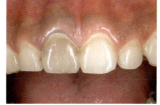 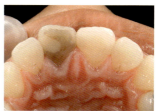

図1　ウォーキングブリーチ法。

図2a　術前正面観。

図2b　術前咬合面観。不適切なアクセスキャビティの状態。三角形の外形線を描くべきである。

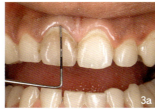 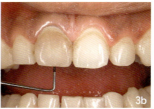 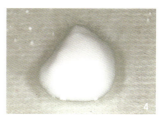

図3a、b　プロービングして歯肉縁からの深さを確認しながらガッタパーチャポイントの除去を行う。
図4　薬剤の混和状態。過ホウ酸ナトリウムの顆粒がなくなるまで混ぜ合わせる。筆者は窩洞内へはある程度流動性があったほうが入れやすいので、この状態で充填して余分な水分は綿球で圧接しながら取るようにしている。

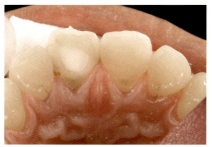 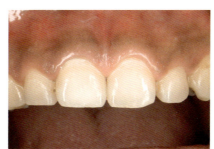 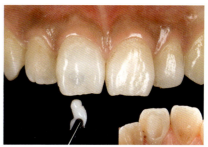

図5　薬剤充填後。薬剤を入れる前にエッチングとボンディングを終了させておく。

図6　術後正面観。

図7　参考症例。このように唇側の歯質が薄くなっている場合は、透過性の低いホワイトニング用のレジンを使用するとよい。

Point 3　封鎖を確実に！　施術後の充填も配慮が必要

　成書にはセメントによる二重仮封と記載されていますが、薬剤のスペースの確保や確実な封鎖が重要であるため、筆者はCR充填で封鎖しています。あくまでも暫間的な封鎖ですので、次回除去しやすいように、あえて色調が歯質に合わないような、普段の使用頻度が低いフロアブルのCR充填を使用しています。このとき、エッチングとボンディングは薬剤の充填前に行うことを忘れないでください。数回の薬剤交換により十分な漂白効果が得られたら、CR充填を行います。漂白の影響により直後の充填は接着力が低下している可能性があるので、水酸化カルシウムで中和し、2週間後のCR充填が理想的です（**図6**）。頰側の歯質が薄い場合は、CRの色調の影響を受けやすいので、明度が一番高く透過性の低いCRを使用すると明度が上がり、より審美的にすることができます（**図7**）。

参考文献
1．福島正義．変色歯治療の過去、現在、未来．新潟歯学会誌 2009；39（2）：1-15.

2．Nutting EB, Poe GS. A new combination for bleaching teeth. J South Calif Dent Assoc 1963；31：289-291.

1. ホワイトニング編

005 ウォーキングブリーチと内部吸収のリスク

キーワード：invasive cervical resorption、既往歴、バリア

Question

相談者：C.C.さん
37歳、勤務医

ウォーキングブリーチ法を行いたいのですが、内部吸収のリスクがあると聞いたことがあります。何か防ぐ方法がありますか？

Answer

失活歯の変色を改善する治療法は、保存的処置と補綴的処置があります。条件が許すなら、歯冠形態を維持したまま色調の改善ができ、削除量が少なく、補綴物の脱落・破損等もなく、二次う蝕の心配もない、そして患者の経済的負担も少ないという利点の多い保存的処置が第一選択となります。この保存的処置の1つとして"ウォーキングブリーチ法"（以下、WB法と略）[1]は古くから行われており、現在でも操作が容易で、効果が確実な方法として広く臨床応用されています（005参照）。しかし、保存処置を考慮せずに安易に補綴処置をしているケースが散見されます。理由を聞くと「内部吸収のリスクがあるから……」との答えが多いのです。では、本当にリスクがあるのかないのか、ホワイトニングと内部吸収の因果関係があるのかという点を、歴史を振り返り過去の文献等の報告とともに解説していきます。

回答者

山﨑 治

Point 1 最初の報告から現在までの研究は？

WB法は1963年にNuttingらに提唱され、現在でも広く行われていますが、1979年にHarringtonらにより、WB法施術2～7年後に歯頸部の歯根外側面に吸収が生じたという最初の報告がされました[2]。4症例の報告ですが、その内容は、若い時期（11～15歳）の打撲により無髄歯となり、Ingleの漂白法（35%過酸化水素をヒートランプで加熱する漂白を15分程度行い、その後従来のWB法を行う）で、根管開口部をセメント-エナメル境より深く形成して薬剤を入れる方法でした。Harringtonらは外部吸収とWB法の因果関係は立証されないが、原因の仮説として、若年者の象牙細管の大きさや医院で加熱する漂白方法、35%過酸化水素の漏洩、外傷ではないかと考察しています。この最初の報告をきっかけに、1983年にLadoらは若年者ではない50歳の患者で、漂白後の歯頸部の吸収を報告し[3]、その後も1984年にShearerは、外傷の既往のない患者での漂白後の吸収を報告しました[4]。また、動物実験ではありますが、歯頸部の吸収は30%過酸化水素を使用した漂白とは関係がないとの報告（Madisonら1990）[5]やそれの反対意見である、漂白により歯頸部の外部吸収が観察できたという報告（Hellerら1992）[6]もあり、因果関係はもちろん、要因すら特定できない状況でした。このような背景のなか、1994年にHeithersayらは、204歯の変色歯を対象に後ろ向き研究を行い、歯根吸収の発生頻度、年齢、漂白の有無とその回数、失活の原因、ガッタパーチャの位置などを調べ[7]、漂白後の1.96%（4歯）に歯頸部の吸収があり、その歯のすべてに外傷の既往があることがわかりました。さらに、Heithersayは1999年、2007年に、漂白以外の外傷や矯正などの単独因子やまた複合的な因子でも生じるとして、このように歯頸部に限局して起こる吸収を"invasive cervical resorption"として歯根吸収の分類や起因因子や病態、治療法など報告しました[8,9]。

術前	術直後	1年後
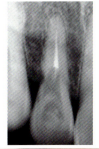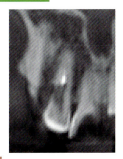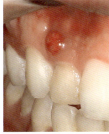	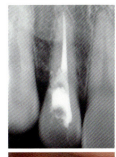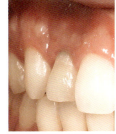	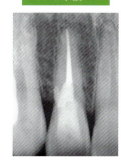
内部吸収、遠心の穿孔と外部吸収、遠心歯槽骨の消失が認められる（プロービング値は6mm）	緊密なMTAの填入	外部吸収周囲歯槽骨の骨梁が明瞭になる（プロービング値は3mmに改善）

図1 invasive cervical resorption。他医院でWB法を行いサイナストラクトがある状態で来院。根管充填後、Nd:YAGレーザーとMTAセメントで封鎖した。写真は北原信也先生（東京都開業）より提供。

Point 2　しっかりと問診してバリアをつくろう！

　これらの報告より、invasive cervical resorptionは、WB法の病因として4.5％程度の確率で発症しています。とくに外傷の既往歴があり、その後、漂白を行った場合は約3％確率が上がっています。WB法のなにが原因でinvasive cervical resorptionが発症するかは現在も不明です。考えられる原因とその対応策を考えると以下のようになると思います。

　まず、問診として、外傷の既往歴の有無を確認することです。既往歴があれば確率が上がりますので、リスク等をインフォームドコンセントすることが重要です。さらに薬剤の漏洩を防止するため、深くガッタパーチャを除去せずセメント - エナメル境の2mmを目安とし、その上にセメントを置きバリアをつくります。筆者は、従来の薬剤で漏洩防止のバリアを置いて施術していますが、invasive cervical resorptionの経験はありません。しかし、さらなるリスクヘッジをしたい場合は、効果は薄れますが、過酸化水素の低濃度の触媒を使用する、もしくは、ホームホワイトニング用の触媒の過酸化尿素使用することによってリスクは低下します[10]。

参考文献

1. Nutting EB, Poe GS. A new combination for bleaching teeth. J South Calif Dent Assoc 1963；31：289-291.
2. Harrington GW, Natkin E. External resorption associated with bleaching of pulpless teeth. J Endod 1979；5(11)：344-348.
3. Lado EA, Stanley HR, Weismann MI. Cervical resorption in bleached teeth. Oral Surg Oral Med Oral Pathol 1983；55：78-80.
4. Shearer GJ. External resorption associated with bleaching of non-vital tooth. Aust Endod Newslett 1984；10：16-18.
5. Madison S, Walton R. Cervial resorption following bleaching of endodontically treated teeth. J Endod 1990；16：570-574.
6. Heller D, Skriber J, Lin LM. Effect of intracoronal bleaching on external cervical root resoption. J Endod 1992；18：145-148.
7. Heithersay GS, Dahlstrom SW, Marin PD. Incidence of invasive cervical resorption in bleached root-filled teeth. Aust Dent J 1994；39：82-87.
8. Heithersay GS. Invasive cervical resorption: An analysis of potential predisposing foctors. Quintessence Int 1999；30：83-95.
9. Heithersay GS. Management of tooth resorption. Aust Dent J Endod Supplement 2007；52：1：105-121.
10. Yui KC, Rodrigues JR, Mancini MN, Balducci I, Gonçalves SE. *Ex vivo* evaluation of the effectiveness of bleaching agents on the shade alteration of blood-stained. Int Endod J 2008；41：485-492.

1. ホワイトニング編

006 ホワイトニング時の痛みの予防

キーワード： メカニズム、疼痛、重度着色症、テトラサイクリン

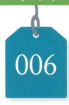

Question
相談者：S. K. さん
31歳、勤務医

ホワイトニング時の痛みの予防、また対処法を教えてください。重度着色症はホワイトニングの禁忌といわれますが、補綴で対応するしかありませんか？

Answer

ホワイトニングはそのメカニズムから痛みを生じることがあります。現在、歯そのもののホワイトニング（漂白）で使用できるのは、オフィスホワイトニングで使われる過酸化水素か、ホームホワイトニングの過酸化尿素の2種類の薬剤によるものしかありません。ともに過酸化水素が歯の表面からエナメル小柱間質を通り、色素成分が多く存在するエナメル-象牙境まで達することで、内側から漂白していきます。その際、象牙質の象牙細管に一部薬剤が入り込むことで、過酸化水素の反応で起こる脱水が起こり、動水力学説（知覚過敏のメカニズムとして知られている）による水分バランスの変化で痛みをが生じると考えられています。では詳しくみていきましょう。

回答者
北原信也

Point 1 　痛みの感じ方は患者によって異なる：術前の説明が不可欠

痛みは個人それぞれの感じ方があるため、すべてを1つにして評価することはできませんが、一般的に軽度の知覚過敏症状に近い感覚が断続的に起こります。ただし、これはずっと続くことではありません。

オフィスホワイトニングでは1回の施術で脱水が24時間続くため、その間に痛みが生じやすくなります。つまりこの時間は痛みの出現があるものの、24時間を過ぎれば大多数の患者は痛みがなくなります。またホームホワイトニングの場合は、仮にオーバーナイト（夜寝る前に装着して、朝まで施術を行う場合）で6～8時間トレーを装着すると、その後トレーを外してから3～4時間は痛みが発現する可能性があります。

筆者の経験では、術後の痛みはこれらのことを説明するのかしないのかによって、患者が感じる痛みの度合いが変わってくると感じています。したがって、痛みに弱い患者にはオフィスで24時間、ホームで4時間ほど痛みが出る可能性を説明しておけば、仮に痛みが出ても前述した時間を目安に消失するという認識があるので、多少は我慢できます。逆に、説明を怠ると痛みがいつまでも続くのではないかとの恐怖心から、精神的にも痛みが増す傾向があります。

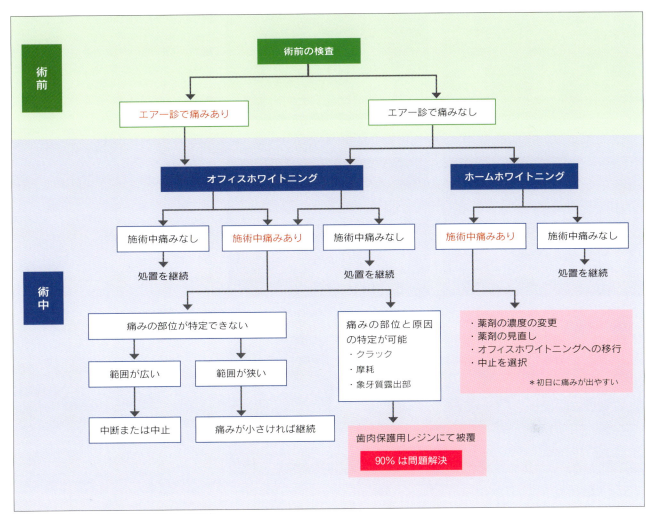

図1 ホワイトニング時の痛み対応、早見表。

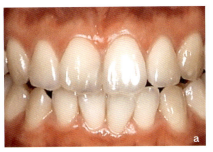
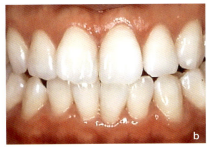

図2a 今までのホワイトニングはこのような軽度の着色症のみを対象に行われてきた。
図2b 目標は写真のようなB1シェードというのが、かつてのホワイトニングである。

Point 2　ペインコントロールも有効

　また、ホワイトニング後に痛みが出るのをどうしても回避したいのであれば、そのペインコントロールとしてオフィスホワイトニング後に鎮痛剤を服用してもらうことも効果的です。ただし、閾値が上昇すると鎮痛剤の効果が出にくい場合があるため、術前の投薬が効果的です。さらに痛みが出るのも、鎮痛剤を服用するのも避けたいという患者には、オフィスホワイトニングの施術前にホームホワイトニング用のトレーを製作しておき、術後のフッ化物系ジェルや知覚過敏防止効果のある歯磨剤をトレーに入れて装着することで、脱水を防ぎ、痛みの軽減することが可能です。これはホームホワイトニングを継続していて術後疼痛のある患者にも有効です。

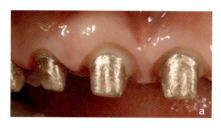
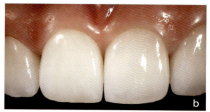

図3a 重度着色症の治療のため、抜髄された歯（他医院での処置）。
図3b 白い歯の修復を希望して来院し、患者は大変満足したようであったが、実際には歯根破折等のリスクを持ち続けることになる。生活歯の状態であれば、現状よりMIな治療ができたはずである。

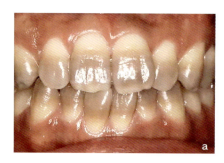
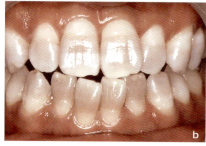

図4a 重度着色症。
図4b 施術後、十分ではないにしろ改善が認められる。患者はこの時点で大満足である。真っ白な結果だけでなく、"おかしくない色"にすることもホワイトニングの適応といえる。

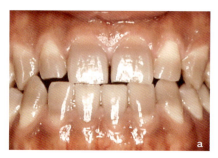
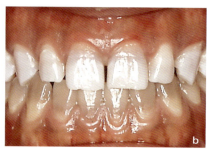

図5a テトラサイクリン系で重度着色。患者は表情が暗くみえるということを指摘されて悩んでいたが、解決方法は補綴治療しかないということで転医を繰り返し、当院に来院。
図5b 約2か月に及ぶオフィスホワイトニングとホームホワイトニングで改善が認められる（上顎のみ施術）。

Point 3 テトラサイクリンは禁忌ではない

重度着色症、とくにテトラサイクリン系の変色は従来ホワイトニングの禁忌症とされていましたが、このようなケースにおいての対処法として、以下の2つが一般的でした。

❶色が多少暗くても食べることはできるし、機能的な問題はないので、とくに何もしない。

❷どうしても色を変えるのであれば削合してクラウンを装着する。場合によっては、抜髄してまでもクラウンで対応する。

さて、❶の場合、術者側としては歯の色が暗くても生活に支障ないのだからとする医療者側の考えに対して、患者側としては、この歯の色のおかげで人から性格が暗いと思われたり、精神的にも大変辛い思いをしていたなどと考え方の違いが生じてしまいがちです。われわれ医療者側としては単なる歯としての機能のみに対応するのではなく、昨今では生活の質の向上もあり、見栄えに対しても対応していくこと、さらには患者個人の精神的苦痛についても取り除いてあげる必要があると考えます。

一方、❷のように積極策としてクラウンでの対応となると、う蝕1つない歯を削合するのは果たして医療としてどうなのか、さらに抜髄までするとなるといよいよ倫理上の解釈になり、医療を脱してしまう議論になると思います。筆者らはこれらを解決するために従来の重度着色症やテトラサイクリン系のホワイトニングについて、積極的に施術をしています。ホワイトニングというと輝く白い歯のイメージがありますが、これら難症例に関してホワイトニングは歯を輝く白い歯にするのではなく、ある程度"おかしくない色"にするというのも治療ゴールと思ってほしいと考えます。実際には何軒もの歯科医院を回り、削ることを拒否した患者の意向でホワイトニングを始めた例もあります。決して白い歯になったとはいえませんが、"おかしくない色"になったことで自信がつき、何事も積極的に取り組めるようになったという患者もいました。われわれはカラーコーディネートとして、エンドポイントを見据えたホワイトニングも実践しなければなりません。

CHAPTER
2

コンポジットレジン修復編

2．コンポジットレジン修復編

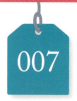

007 ホワイトニング後、どの程度待って充填するか？

キーワード：ホワイトニング、充填時期

Question
相談者：G. T. さん
38歳、開業5年目

女性（28歳）がトゥースホワイトニングを希望して来院されました。上顎中切歯隣接面にコンポジットレジン充填がなされていましたが、機能的にも審美的にもとくに問題ない状態です。トゥースホワイトニング後、コンポジットレジン部分と歯質の色調の不調和がみられたために再充填したいのですが、特別な配慮が必要ですか？

Answer

ホワイトニングをすることにより、充填されていたコンポジットレジン（以下、CRと略）との不調和が生じることは多くみられます。そのため、ホワイトニング前の診断において、その可能性について十分説明をする必要があります。CRの再充填のタイミングとしては、ホワイトニングによって患者が満足した色調になった時点から、1週間程度は空けて行うようにしています。また、とりわけ明るい色調の場合には、ホワイトニングの材料にも注意が必要です。ポイントごとに詳しく解説します。

回答者

富施博介

Point 1 再充填のタイミング

ホワイトニングをした後から再着色は始まります。患者が目標としている色調になった時点で、それに合わせて再充填を行うことが大事です。筆者は過酸化水素の残留がCR接着の阻害因子になるので、ホワイトニング後1週間は空けてから、一度再評価を行っています。その際には、以下の3点を確認しています。
❶天然歯部分の色調には満足しているか？
❷CR部分の不調和は気になるか？
❸ホワイトニングのフォローアップについて

❸に関して詳しく解説します。一度再充填したのちに再着色が進んでしまい、色調の不和が再びみられます。ホワイトニングのタッチアップを行うことで、その不調和は改善できますが、すでに再充填しているCRは、目標の色調としてのランドマークとなります。ホワイトニングを希望される患者は、よく自分の歯をみている場合が多いので、説明とフォローの方法はしっかりと伝えましょう。

Point 2 ブリーチングシェード

ホワイトニング後の再充填をする際に、通常使用しているCRでは合わないことがあります。またCRの範囲（厚み）が大きいと、色調の改善がとてもセンシティブなスキルが必要になります。通常使用していることが多いA2やA1のCR以外にも、各メーカーからブリーチングシェードがありますので、用意しておくとよいです。

ホワイトニングした歯に合うようにできているので、上手に使うことで色調を合わせやすくできます。

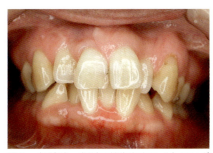

図1　初診時。主訴は前歯をホワイトニングしてきれいにしたいとのこと。

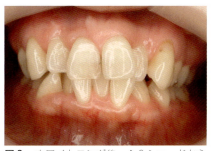

図2　ホワイトニング後。A3シェードからA2シェードになり、患者はいったん満足された。その後A2にてCR修復を行い治療終了。

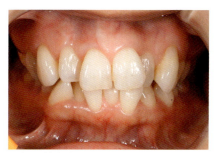

図3　破折したとのことで久しぶりに再来院された。ホームホワイトニングをしていたため、CRとの色の不調和が確認できる。患者の希望でオフィスホワイトニングを1回だけ行った。

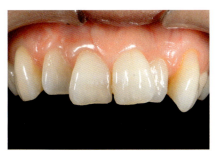

図4　ホワイトニング前。

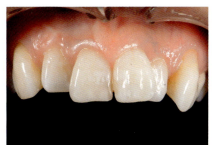

図5　ホワイトニング直後。

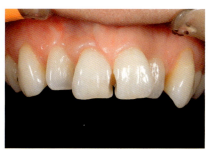

図6　ホワイトニング後にCR部を削除した状態。シェードがA1程度になり、またコンタクト部は口蓋側まで抜けているため、通常のCRではなくブリーチングシェードで充填が必要な状態である。

図7	図8
図9	図10

図7　まず口蓋側はマスキングするためにオペークの入ったブリーチングシェードを充填。
図8　その後、通常のブリーチングシェードを充填した。
図9　2⏋1は通常のブリーチングシェードのみで充填。
図10　研磨後。

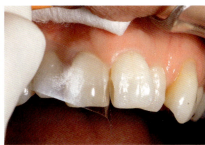
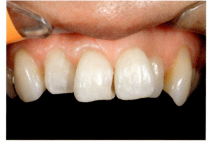
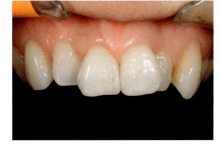
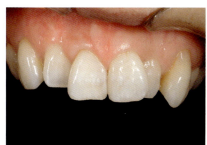

2. コンポジットレジン修復編

008 明度のコントロールの方法

キーワード：光透過性、オペーク色、明度

Question
相談者：M. M. さん
22歳、開業1年目

前歯部のコンタクト部に詰めてあったコンポジットレジン（以下、CR と略）部に二次う蝕を認めたため、う蝕除去後、Ⅲ級とⅣ級窩洞の CR 修復を行いました。ところが研磨終了後、治療した部位が暗くなり不満を訴えられました。何が問題だったのでしょうか？

Answer
まず最初に、CR での審美性を獲得するために重要なことは、患者は「写真を撮って拡大してみた際の美しい状態を希望しているわけではない」という点です。そして、患者目線で術部を観察した場合には、周辺より明るい充填よりも、暗い充填のほうが圧倒的に不満に陥りやすいと感じます。それらを考慮したうえで、今回の質問の内容は、ただのシェードの選択ミスではないと考えられます。ポイントはⅢ級やⅣ級の窩洞になりますので、以下ポイントに分けて説明します。

回答者
中村茂人

Point 1 ▶ CR の特性を考える

CR 材は、各種メーカーによって特徴がさまざまです。それぞれのメーカーの特徴を知ることも重要ですが、すべて網羅するのは難しいでしょう。そこで、西川ら[1]は透明度の低い順にオペークデンティン、ボディデンティン、エナメルデンティン、トランスエナメル、トランスルーセントに分類して対応しています。そして、透明度の高い材料は同じ A2 シェードで、厚みによって A1 にでも A3 や A4 にでも変化させられると述べています。つまり、光の透過性が高いシェードほど、下地の状態の「暗い」、「明るい」に大きく影響を受けることになります。

Point 2 ▶ 意外と難しいⅢ級やⅣ級窩洞

ここで、Ⅲ級窩洞の状況を考えてみましょう。**図1**の症例において、近心側では舌側に貫通し、壁が残っていない状況（A 部）で、遠心側では舌側の壁が残存している状況（B 部）です。ここで考慮しなければならないのは、光の反射する壁が背後に存在するかしないかという点です。ポイント1でも述べたように、CR の特性として、光の透過性の高いシェードでは光が反射することなく透過していくため、相当な厚みがなければ背後の色に影響を受けます。

そのため、同じシェードを使用したとしても、光の透過を遮断する象牙質が存在する症例では明るくなり、背後が貫通している反射する壁のない症例では暗くなってしまいます。つまり、今回の質問内容からすると、舌側の壁がないまたは薄い症例であったことが推察できます。Ⅲ級窩洞では、舌側の壁がどれだけ残存しているかによって、背後に光の透過性の少ないオペークデンティンのような材料で、背後の光の反射をコントロールしなければならないのです。

図1　同じⅢ級窩洞でも、A部では背後が暗くB部では背後が明るい。この状況でA部、B部に同じシェードで充填をしてしまうと、A部では暗くなり、B部では明るくなる。
図2　筆者はジーシーのグラディアダイレクトを主に使用しているが、このメーカーでは、このようなオペーカスデンティンと命名された透過性の少ないシェードが準備されている。

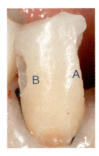
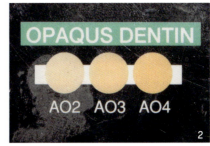

図3　まず、舌側に壁が抜けている近心側A部では、舌面の隔壁を製作する。オペーカスデンティンAO2を用いて、光の反射する壁を築成した。
図4　その後歯頸部側はA2を充填し、周辺のエナメル質色と調和しているのを確認。
図5　切縁側はE1を用いてエナメル質の色を再現した。完璧ではないが、暗くならないことで患者は満足している。患者や他人の目線距離でみたときには、暗いとそこだけ非常にめだつ。多少であれば明るいほうが不満は少ない。

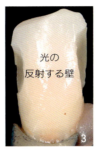
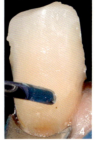
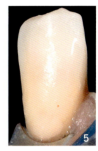

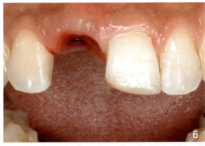
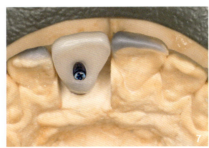
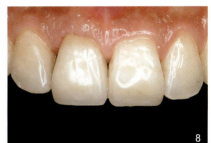

図6　1|1は外傷による脱臼と歯冠破折であったため、インプラントとダイレクトボンディングによって、修復することとなった。インプラントはすでに埋入した後の写真となる（ここから、細いタービンバーを用いてマメロン状にベベルを付与するとその後は移行的にしやすい）。
図7　グレーのワックス部にCRによる形態回復が必要である。
図8　術後の写真。2|は下地の色を利用し、切縁部はE1、その他はA2を使用。|1は口蓋側の壁に辺縁を一層残し、オペーカスデンティンのAO2を使用し、その後透過性が高く明度も高いE1を使用した。ポイント1で述べたように、CRは同じシェードでも厚みや反射する壁の有無によってシェードは変化する。そのため、反射する壁のない切端部は暗くなりがちなので周辺よりも明度を高くする。トランスルーセントを使用すると光の透過性が高すぎて、反射する壁のない箇所では、かなり明度が落ちてしまうので、使用する場合には、表層のみ程度とする。

Point 3　オペークデンティンで光の反射する壁を先につくろう

前述のとおり、透過性の高いエナメルのシェードでエナメル質部の色を合わせたとしても、その奥に存在するシェードに透過性がある材料の場合、結果的に明度が落ちて暗くなってしまいます。そのため、オペークデンティンを用いて背後に光を反射する環境を整えます。そのうえで、周辺の色に合わせて確認しながら進めていきます（図2～5）。

Point 4　切端に近い場所では、敢えて光を透過させ象牙質のマメロン部で光を反射させる

切端に近い場所では、エナメル質のみで構成されている箇所はあえて光の透過性を利用することもあります。この際には象牙質のマメロン部はオペーカスデンティンを使用してバックの配色を合わせ、その後明度の高いエナメル色を用いてトランスルーセンシーを再現しましょう（明度の高い材料を使用しても、光の反射する壁のない部位では暗くなりがちなので注意が必要です）（図6～8）。

参考文献
1．西川義昌，小野寺保夫．少ない色でスピーディに仕上げるためのコンポジットレジン充填テクニック．東京：クインテッセンス出版，2011；50-51．

2. コンポジットレジン修復編

009 正中離開をコンポジットレジンで充填するステップ

キーワード：診断用ワックスアップ、充填ステップ、正中離開、形態回復

Question
相談者：R. H. さん
39歳、開業6年目

女性の患者（24歳）が 1|1 間のすき間が気になると来院。問診、診査の結果、矯正治療後の後戻りにより正中離開を呈していることがわかりました。コンポジットレジン（以下、CRと略）で修復するステップ、テクニックを教えてください。

Answer

しっかりとした診査・診断の後に、ワックスアップを行うことが必要です。とくに形態に関してはワックスアップからジグを製作することで、計画的な修復治療が行えます。また、正中離開の場合は、充填する際の色調を合わせるためのテクニックが必要になります。

回答者
富施博介

Point 1 原因を探る

まずは安易にCR修復を行うのではなく、正中離開になってしまった原因やほかの治療法を含めて検討します。正中離開の原因としては大きく分けて先天的な場合か後天的な場合になります。先天的な場合とは、アーチレングスディスクレパンシーがプラスである場合です。また、上唇小帯の高位付着によるものや、舌癖によって正中が閉じられなかった場合もあります。後天的な場合では、もともと正中は閉じていたのに、少しずつ開いてきた場合で、患者からの問診をしっかりと行う必要があります。原因としては臼歯部咬合崩壊や下顎前歯部の叢生によって生じた上顎前歯部フレアアウトによるもの、全顎的な咬合による歯牙移動などが考えられます。重要なポイントとしては、修復を行った後にもさらに離開する可能性があるかを診断することです。必要に応じて根管治療を行います。

治療法としては、❶矯正治療、❷クラウン、❸ラミネートベニア、❹CR が考えられます。上記の原因を含めた全顎的な診査・診断や離開した歯の状態、患者の年齢などを考慮してインフォームドコンセントを行います。

Point 2 修復ステップに注意

CRの修復ステップとしては、最初にワックスアップを行います。重要なポイントとしては、左右の歯が同じ幅径になるように行うことと、その場合の歯の縦-横比のバランスが悪くないかをチェックします。ケースによって、離開している中心にコンタクトをつくるのか、片方に寄ったほうが顔貌正中に合うか診断します。

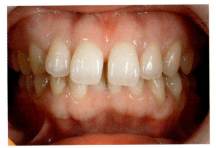

図1 初診時。

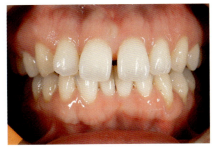

図2 ホワイトニング後。

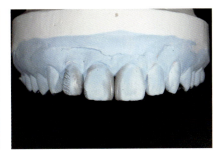

図3 モックアップ。

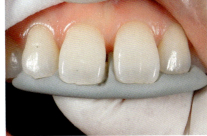

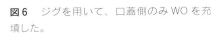
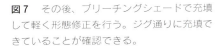

図4 1|を充填用のジグ。
図5 1|を充填後に使用するジグ。通常は、こちらのみ用意すれば問題はない。

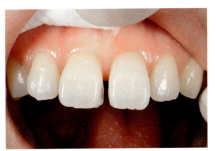
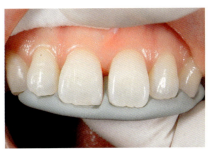

図6 ジグを用いて、口蓋側のみWOを充填した。
図7 その後、ブリーチングシェードで充填して軽く形態修正を行う。ジグ通りに充填できていることが確認できる。

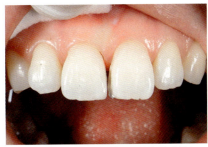
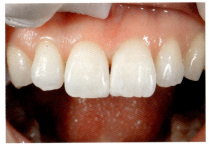

図8 もう1つのジグを使って、1|同様に口蓋側から充填。筆者は細い探針を使って、気泡が入らないように形態をつくる。
図9 口蓋のみ充填完了。ここまでくると、充填のゴールがみえてくる。
図10 充填後。

　本ケースに関しては、2|1|が遠心傾斜していることもあり、ワックスアップ後に幅径を計測しながら、左右対称になるように調整しました。実際にワックスアップすると、2|も含めたラミネートベニア修復が最善であることがわかりましたが、患者とのコンサルテーションの結果、今回は1|1のみCR修復を希望されました（図1、2）。診断用ワックスアップから、口蓋側のジグを製作します。これをガイドにしてCR充填を行います。

Point 3 　ブラックトライアングルと色調に注意！

　充填の際には、歯間乳頭（ブラックトライアングル）と色調に気をつけましょう。ブラックトライアングルの考え方は、**022**を参照してください。

　色調に関しては、口蓋側はオペークの入ったCRで、

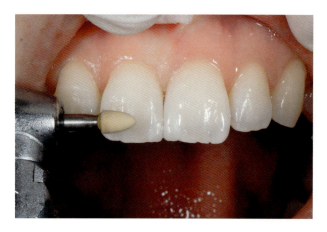
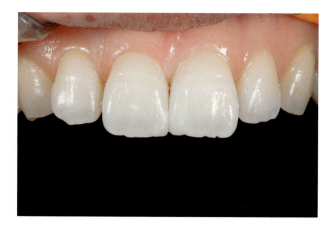
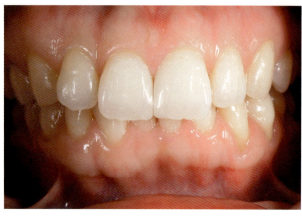

図11 直角にバーを当てる。
図12 研磨を終了するポイントはライトの反射。
図13 １週間後の再評価。

マスキングを行います。
　前もってモックアップを製作しておくと、充填の際のイメージがつきやすいです。またこのモックアップを使ってジグを用意すると、より充填の難易度を下げることができます（図3）。
　今回は、２種類のジグを用意しました（図4〜10）。

Point 4　形態修正〜研磨

　最後に研磨をしながら形態修正を行います。ポイントとしては、バーの動かし方です。歯の長軸に平行になるようにバーを当てがちですが、直角に当たるようにしたほうが縦の形態が調整しやすいです（図11）。研磨を終了するポイントは、ライトの反射をみます。表面が荒い場合は、反射はくすんでおり、滑沢になっているときれいに反射します（鏡面研磨）。また、ライトの反射で正しい形態になっているかもチェックできます。いろいろな角度からどのように反射しているかをチェックすると、結果的にきれいな仕上がりになります（図12）。
　また、１週間後をめどに再評価を行い、患者にインタビューを行うなどして、必要に応じて微調整を行ったりします（図13）。

CHAPTER
3

ラミネートベニア編

3. ラミネートベニア編

010 ラミネートベニアの適応症と支台歯形成、治療ステップ

キーワード：ラミネートベニア、適応症、治療ステップ

Question
相談者：R.I.さん
33歳、勤務医

審美修復治療を希望されている患者がなるべく歯を削りたくないといっています。ラミネートベニアの適応症および治療ステップを教えてください。

Answer

ラミネートベニア修復の最大の利点は、最小限の歯質削除量によって高い審美性を表現できることだと思います。大きな侵襲を加えることなく理想的な結果をもたらすことができれば、患者、術者にとってメリットは大きいでしょう。また昨今、ラミネートベニア修復の力学的考察や接着メカニズムについては一定のコンセンサスが得られているため、鑑別診断や治療ステップにエラーがなければ安定した結果を導きだせる治療法として確立しています。

回答者
西山英史

Point 1 適応症を見極める

ラミネートベニア修復の適応は、色調の改善、形態の改善、機能の回復など多岐にわたります。しかし、その形成は基本的にエナメル質内にとどめることが原則となりますので、治療計画の段階で診断用ワックスアップなどにより、ラミネートベニアによる修復が可能な症例かどうかを判断することが重要となります。大幅な色調改善が必要な場合や、形成が象牙質に達してしまう範囲が多い場合は、クラウンによる修復の適応となります。その見極めを間違わないことが、ラミネートベニア修復を成功させる第一歩となります（**図1**）。

Point 2 術前診査と準備が重要

ラミネートベニアによる修復を計画したら、まずは最終的なゴールを患者とともに共有することが重要です。診断用ワックスアップを行い、歯質の削除量や修復後の状態を可能な限り正確にイメージします。また、モックアップ（現状の歯質に直接レジンを築盛する方法）を行って、患者の目から最終形態を確認してもらうことも大切でしょう（**図2**）。

そして過不足のない均一な形成を行うために、診断用ワックスアップから導きだしたプレパレーションガイドを用意しておくことも有効です（**図3**）。

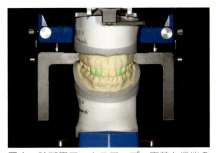
図1 診断用ワックスアップ。審美と機能の両面から最終的なゴールを設定し、適応を判断することが重要。

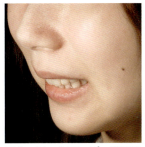
図2 モックアップ。即時重合レジン等を用いて最終形態を口腔内に具現化し、ゴールのイメージを患者とともに共有する。

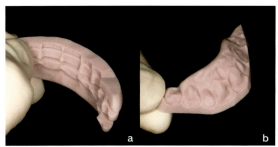
図3 a、b 最終形態から導きだされた形成量を確保するためにはプレパレーションガイドが不可欠。唇側用と切縁側用の2種類が必要。

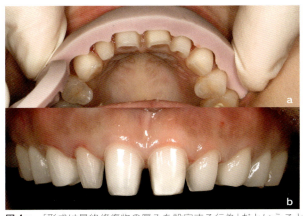
図4 a 「形成は最終修復物の厚みを設定する行為」だということをつねに念頭に置くことが重要。闇雲に形成せず、過不足のない形成量を確保するよう注意する。
図4 b 6前歯の形成後。修復物の適合精度を高めるためにスムーズな形成面になるように心がけ、形成範囲は基本的にエナメル質内にとどめるように注意する。

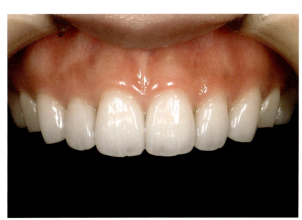
図5 最終修復物装着後。

> Point 3 ▶ 形成は最終修復物の厚みを設定する行為

ラミネートベニアの形成においてはつねに「形成は最終修復物の厚みを設定する行為」だということを念頭におくことが大切です。形成量はあくまでも最終修復物の形態から逆算されたものであるため、形成においては、"削らなければいけない部分"と"削る必要がない部分"とがあります。むやみに形成量を増やしてしまわぬように注意が必要です。また、形成のデザインは修復物の装着方向を考慮したものでなければなりません（図4）。

> Point 4 ▶ 試適、接着は慎重に

試適によって適合状態や形態等の確認をしたら、トライインペーストを用いて色調のチェックをします。ラミネートベニアはその薄さゆえに下地（歯質やセメント）の色の影響を強く受けます。接着後にイメージと違った色調になってしまったら台無しですので、接着前の確認がとても大切です。セメンテーションは必ず光重合タイプのレジンセメントを用います。デュアルキュアタイプのレジンセメントの場合、流動性が低く繊細な操作が難しいうえに、操作時間に余裕がないため、ラミネートベニアの接着には不向きです。

セメンテーション時、ラミネートベニアを位置づけたら、セメント硬化前に綿球やフロスを用いて可能な限りの余剰セメントを拭い取ります。その後に光照射して完全硬化させ、残りのセメントを除去します。この一連の接着作業では、ラミネートベニアの位置がズレないように細心の注意を払うことがもっとも重要です（図5）。

3. ラミネートベニア編

011 ラミネートベニア形成の注意点

キーワード：支台歯形成、プレパレーションガイド

Question
相談者：N. N. さん
33歳、勤務医

ラミネートベニアによる修復治療を希望されている患者がいますが、歯の傾きや歯列不正が顕著です。治療を行ううえで形成や術式を含めて、注意点を教えてください。

Answer

ラミネートベニアを用いた修復治療の最大の特徴は、クラウンほど削ることなく「審美的、機能的な形態回復」と「色調の改善」が行える点です。ただし、基本的な術式を守らなければ、当然トラブルのもととなります。長期的に機能させるための形成の最大のポイントは、「可及的なエナメル質の残存」です。しかしながら、実際の口腔内では歯列不正や歯軸の傾きなどが存在し、そう簡単にはうまくいかないことが多いのが現実ともいえます。

回答者

中村茂人

Point 1 コンタクト部とフィニッシュラインのコントロール

歯軸傾斜をわずかに整える場合は、コンタクト部の形成とフィニッシュラインのコントロールが重要です。コンタクト部の形成や、フィニッシュラインを縁下に設定することで補綴形態の自由度が上がりますが、削合量は増えます。そのため、縁下のどの部位を形成すべきか、コンタクト部を削り抜くのか抜かないのか等、最終的なゴールをワックスアップでイメージし、そこから逆算させた形成を行います（図1〜3）。

Point 2 プレパレーションガイド、圧排糸を活用する

歯軸補正や歯間鼓形空隙を埋める場合のフィニッシュラインの形成は、圧排糸を用いてわずかに縁下に形成しましょう。また、形成量を最小限に抑えて最良の結果を得るためにプレパレーションガイドの有効活用が望まれます（図4、5）。

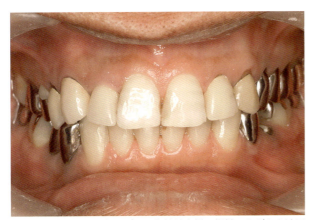

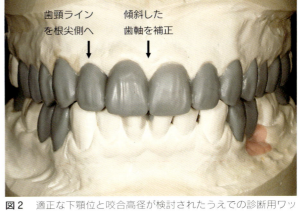

図1　顔貌からみると、1|1の歯軸は右側へ傾斜、3 2|2 3はフレアアウトした位置に補綴物が入っており、2|は歯頸ラインが歯冠側寄りに位置している。

図2　適正な下顎位と咬合高径が検討されたうえでの診断用ワックスアップ。最終ゴールをイメージするために必要不可欠である。既存の補綴物のやりかえと、1|1のラミネートベニア修復で対応できることがわかった。

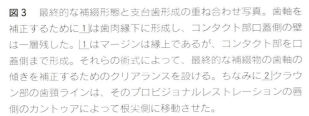

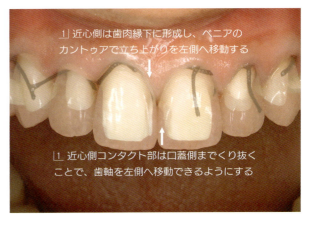

図3　最終的な補綴形態と支台歯形成の重ね合わせ写真。歯軸を補正するために1|は歯肉縁下に形成し、コンタクト部口蓋側の壁は一層残した。|1はマージンは縁上であるが、コンタクト部を口蓋側まで形成。それらの術式によって、最終的な補綴物の歯軸の傾きを補正するためのクリアランスを設ける。ちなみに2|クラウン部の歯頸ラインは、そのプロビジョナルレストレーションの唇側のカントゥアによって根尖側に移動させた。

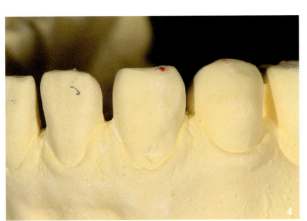

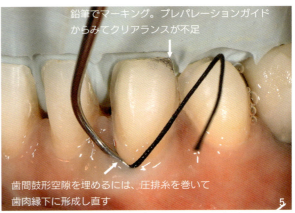

図4、5　歯間離開を封鎖する場合も歯肉縁下への形成が必要となる。ワックスアップの形態から製作したプレパレーションガイドを用いて、クリアランスを確認する。近心側は補綴物を近心方向に膨らませるため、圧排糸を用いて歯肉をわずかに根尖へ移動し、ここから歯肉縁下に形成していく。また、コンタクトポイントは舌側に削り抜き最後の壁は一層残す。これによって、最終的な補綴物の立ち上がりを縁下から操作できる。

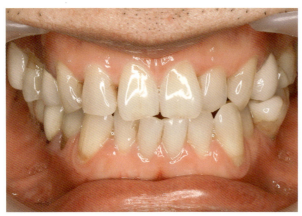

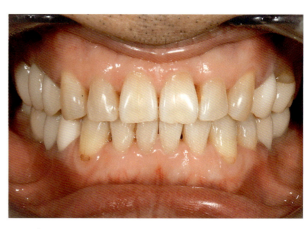

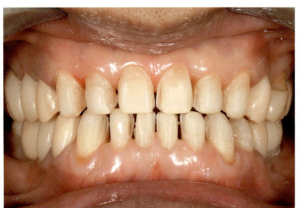

図6 | 図7
図8 |

図6～8 順に矯正前、矯正およびホワイトニング後、ベニア形成時。患者は、どの時点で満足するかイメージがつきにくい。そのため、ステップごとに確認しながら治療を進める。症例に準じて歯頸ラインで並べるのか、咬合を優先して後から歯頸ラインをそろえるのか等、事前に相談する。この症例は矯正のみでほぼ確立できた。

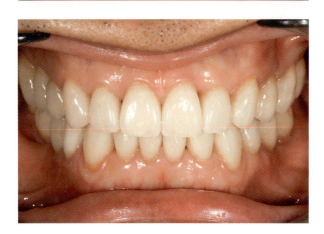

図9 矯正の結果、可及的なエナメル質の残存のうえでベニア形成ができたことで、審美的な患者満足と機能性の両立が得られる。

Point 3 矯正治療を取り入れる

　ラミネートベニアの適応は、前述したとおり形成後のエナメル質を可及的に残すことです。**図6～8**の症例のように歯列不正が顕著な場合は、エナメル質の残存は得られません。

　さらに、咬合の問題でマイクロクラックやアブフラクションを生じているため、原因の除去がなされない限り、術後にセラミックスの破損を招く可能性が大きくなります。こういった場合は、矯正治療を取り入れることで歯列不正を整え、適正な咬合関係を確立したほうが良好な結果が得られると考えましょう（**図6～9**）。

3. ラミネートベニア編

012 ラミネートベニアのシェードコントロール

キーワード：ラミネートベニア、シェードコントロール、重度着色症

Question
相談者：S.A.さん
39歳、開業3年目

色調を含めた審美改善が主訴の重度着色症患者で、口腔内に生活歯と失活歯が混在しているような場合、どのように治療を進めればよいですか？

Answer

重度変色症例では、ホワイトニングをどのようにうまく応用していくかが、キーポイントとなります。また、ベニアを用いた場合の色調改善の限界を理解したうえで、患者にもわかりやすく説明していきましょう。

回答者
加部聡一

Point 1 ホワイトニングで色調改善度合いを評価

テトラサイクリンによる重度の変色歯列である場合は、まずはトゥースホワイトニングでどの程度の変色度合いの改善がみられるのか評価していきます。

ポーセレンラミネートベニア修復ではポーセレンシェルは機械的な維持ではなく、接着により歯に装着します。そのため、接着に有利なエナメル質を被着面の1/2程度は保存したいので、シェルの厚みにはおのずから限界があります。つまりフルクラウンと異なり、色調改善にも薄さのせいでマスキング効果に期待ができず、限界がでてしまうのです。しかし、変色歯のラミネートベニア治療では、トゥースホワイトニングを行うことにより適応症が増える可能性があります。また、患者の求める色調改善がそれ以上であった場合は、ポーセレンラミネートベニア修復は適応外となることを事前に予測することができますので、患者との信頼関係を維持するためにも必要なステップといえます。

重度変色歯の歯質の変色は象牙質内部に由来します。その変色をポーセレンシェルにより遮断し、改善すべき色調を付与する必要があるために、通常、歯質の切削量を厚くとらざるをえなくなります。

Point 2 生活歯と失活歯の混在ケースに注意

生活歯と失活歯が混在するようなケースの場合、生活歯にはエクスターナルホワイトニング、失活歯の場合はエクスターナルホワイトニングとインターナルトゥースホワイトニングを行うことにより修復対照歯どうしの色調の調和を期待することができます。トゥースホワイトニング後も、生活歯に比べて失活歯の変色程度が強い場

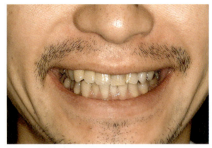

図1　初診時の口元。

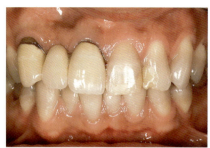

図2　初診時の口腔内。

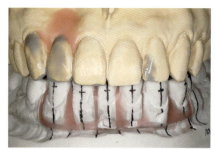

図3　形態と機能のバランスを診断用ワックスアップで検討する。

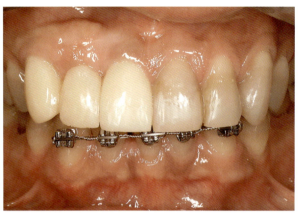

図4　ホワイトニング後、プロビジョナルレストレーション、モックアップを行った。

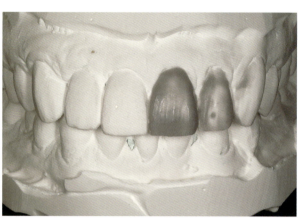

図5　部分矯正後に再度、形態の検討をした。

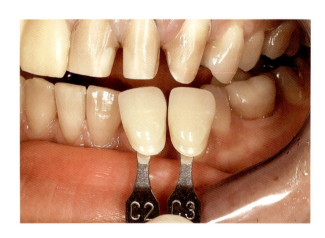

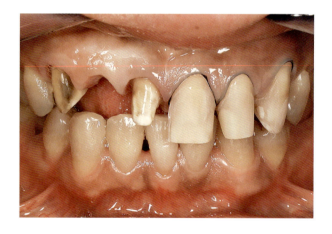

図6 ｜ 図7
図8

図6　形成し、シェードテイク。支台歯の色調も歯科技工士に伝える。

図7　エナメル質が保存されているのが確認できる。

図8　ポーセレンラミネートベニア装着後2週間経過。

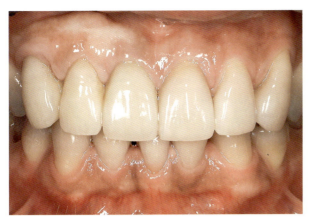

図9　オールセラミックブリッジの装着。

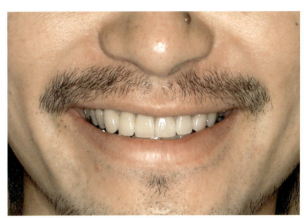

図10　修復後の口元。

合は失活歯の歯質切削量を多めとし、ポーセレンシェル接着時の色調の調和をはかります。しかしながらこのようなケースがもっとも難しく、生活歯と失活歯で異なったトゥースホワイトニング法を用いなくてはならないため、支台歯の色調をまったく同じにすることは困難です。さらに同じ厚みで異なる色調をもったポーセレンシェルを用いて修復後の色調を整えることはほぼ不可能です。現実的には、歯質切削量をコントロールすることにより、異なった厚みのポーセレンシェルを製作し、装着後に同じ色調になるようにします。つまり薄いポーセレンシェルで得られる色調に、変色度合いの大きかった支台歯用のシェルの色調を合わせるようにするのです。

Point 3　色調改善の限界と患者の希望で治療方針は決まる

図1、2の症例では、6前歯の審美改善が目的の患者でした。通法どおり、診断用ワックスアップ（図3）、ホワイトニングを行いましたが、色調については、あまり大きな改善がみられませんでした。しかしながら、患者は自然な白さを求めていたため、これ以上白くすることは希望されませんでした。そこで、プロビジョナルレストレーションとコンポジットレジンによるモックアップで形態と咬合のバランスをとり（図4）、下顎前歯の矯正治療をしているので、再度、形態のバランスをワックスアップで検討し（図5）、まずは1 2 3のポーセレンラミネートベニアの修復を行いました（図6、7）。色調安定後（図8）、もともと失活歯でブリッジの装着されていた3 2 1はオールセラミックブリッジにより修復処置を行いました。その結果、形態と色調のバランスがとれ、インサイザルエッジラインとスマイルラインの調和が得られました（図9、10）。

このように、変色歯に対してポーセレンラミネートベニアでの色調改善を行うには限界があります。実際の臨床では、まずホワイトニングを行い、その結果を評価し、どこまでの改善を望んでいるのか患者の希望をうかがうことが重要です。そのうえで、担当歯科技工士の技術により改善できる幅と改善方法は異なりますので、写真などのデータをみながら個別に相談して進めることが、変色歯の修復治療を成功に導くでしょう。

参考文献
1．北原信也．クリニカルトゥースホワイトニング．東京：医歯薬出版，2006．

3. ラミネートベニア編

013 ラミネートベニアのプロビジョナルレストレーション製作方法と仮着の仕方

キーワード：製作方法、仮着、直接法、間接法

Question
相談者：I. O. さん
29歳、勤務医

ラミネートベニアのプロビジョナルレストレーションの製作方法と仮着の仕方を教えてください。直接法と間接法についてもまだ知識が固まっていません。

Answer

ラミネートベニア修復時のプロビジョナルレストレーションは、他の修復治療時と同様、単に暫間的な"仮歯"という位置づけではなく、最終修復物をシミュレーションするための大切なステップです。しかし、クラウンタイプのプロビジョナルレストレーションとは異なり、ラミネートベニアの場合はプロビジョナルレストレーションの嵌合力が低いために、それを仮着固定させることが難しく、長期の使用には向きません。よって、プロビジョナルレストレーションの段階での作業がスムーズに進むように治療計画を立てることが重要です。

回答者
西山英史

Point 1 プロビジョナルレストレーションのステップはスムーズに

ラミネートベニアの形成は、「最終修復物の厚みを設定する行為」であるため、治療ステップにおいては、まず最終修復物の形態を決定することから始まります。そのためには、クラウンによる補綴治療時と同様、診断用ワックスアップによる検討が必須です。しかし、ラミネートベニア修復の場合には、前述のようにプロビジョナルレストレーションの仮着固定が困難であるため、その段階での調整に時間をかけて形態を模索するのは理想的ではありません。またプロビジョナルレストレーションによる歯質の保護にも限界があるため、長期の使用においては形成後の歯面を汚染させるリスクも高まります。よって、ラミネートベニア修復においては、その形成前に最終修復物の形態を決定しておくことが重要です。

Point 2 モックアップが形成の基準

修復治療時にはプロビジョナルレストレーションなどにより理想的な最終修復物の形態を検討するステップ（プロビジョナリゼーション）が重要となりますが、ラミネートベニア修復の場合にはそれが困難であるため、診断用ワックスアップをもとに、現状の歯質に対して直接築盛もしくは削除を行う方法（モックアップ）によって最終歯冠形態を模索することが多いと思います（図1）。

モックアップによって最終歯冠形態が決定したら、その形態を基に形成を行います。形成当日にはプロビジョナルレストレーションが必要になりますが、その製作方法は直接法と間接法に分けられます。

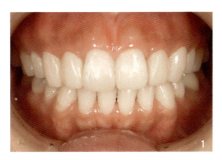
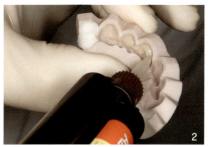

図1 チェアサイドにおけるモックアップ。左右中切歯には、ボンディングを用いずにコンポジットレジンを仮築盛、左右側切歯および犬歯にはチェアサイドにて製作した即時重合レジンによるモックアップシェルを装着している。モックアップにより、患者とともにゴールのイメージを模索していく。

図2 直接法によるプロビジョナルレストレーションの製作。最終形態を印記したパテにプロビジョナルレストレーション用のレジンを填入し、支台歯に圧接する。

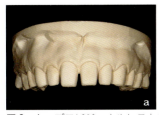
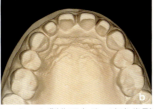

図3 a、b プロビジョナルレストレーション製作のため、支台歯形成を想定して模型を削合する。

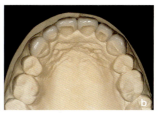

図4 a、b ラボサイドにて製作した間接法のプロビジョナルレストレーション。

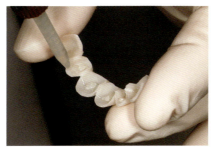
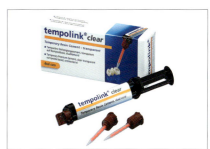

図5 ラミネートベニア修復専用の仮着材を用いたプロビジョナルレストレーションの仮着。

図6 DETAX社「テンポリンククリア」(茂久田商会)。

Point 3 ▶ 直接法によるプロビジョナルレストレーションの製作

ワックスアップやモックアップにより決定した最終歯冠形態をパテに印記し、そこに即時重合レジンを流して形成後の支台歯に圧接します(**図2**)。歯間部等に極端なアンダーカットがある場合は、その部分にレジンが流れすぎないように工夫が必要です。レジンが硬化したら細部を調整します。

Point 4 ▶ 間接法によるプロビジョナルレストレーションの製作

あらかじめラボにおいて最終形成を想定して模型を削合し、それに合わせたプロビジョナルレストレーションを製作しておきます(**図3、4**)。それを形成後の支台歯にウォッシュし、細部の形態を整えます。

Point 5 ▶ プロビジョナルレストレーションの仮着

プロビジョナルレストレーションの仮着は、ラミネートベニアのプロビジョナルレストレーション専用の仮着材を使用する方法(**図5、6**)が一般的です。その際、過剰流出した仮着材がプロビジョナルレストレーションの周囲に残っていると歯肉の炎症を惹起するため、余剰な仮着材(とくに辺縁歯肉周囲)は可能な限り除去する必要があります。また、仮着を撤去し、最終修復物を接着する前には、仮着材を完全に除去し、歯面の清掃を入念に行うことが大切です。

CHAPTER 4

支台築造編

4. 支台築造編

014 支台築造は歯内療法の領域

キーワード：支台築造、ラバーダム防湿、側枝

Question
相談者：T. K. さん
32歳、勤務医

支台築造は補綴領域と思っていましたが、エンド（歯内療法）領域と聞きました。どういうことでしょうか？

Answer
根管治療失敗の原因をきちんと理解しましょう。日本国内において根管治療の成功率は歯種にかかわらず約50％といわれています。なぜそこまで成功率が低いのでしょうか。原因は根管の見落としや不十分な拡大清掃などのテクニカルエラーはもちろんのことですが、実は支台築造をはじめとした歯冠修復処置も予後を大きく左右しているのが事実なのです。

回答者
北原信也

回答者
橋爪英城

Point 1 歯冠側からの漏洩

1995年、Ray と Trope[1] は根管充塡された1,010歯についてエックス線による調査を行い、根管充塡または補綴物の良否がどの程度根管治療の失敗につながっているのかを調べました。その結果、驚くべきことに適切な根管充塡を行うよりも歯冠修復処置を適切に行うことのほうが根管治療の成功率を高めると報告されているのです（**表1**）。

表1 この結果をみる限り良好な予後を得るためには根管充塡よりもむしろ歯冠修復のほうを重視すべきなのかと思いたくなる（文献1より改変引用）。

	根管治療成功率
根管充塡：Good	75.5%
歯冠修復治療：Good	80%
根管充塡：Good- 歯冠修復：Poor	44.1%
根管充塡：Poor- 歯冠修復：Good	67.6%

Point 2 支台築造中の再感染

歯冠側からの漏洩は修復物の良し悪しだけが原因ではなく、歯冠修復処置中にも十分起こります。たとえば、根管治療中のうがいが禁忌であることはいうまでもありません。しかし、間接法で支台築造を行う際、根管形成または印象採得の後に患者がうがいをする光景はよくみかけます。ところが、これは根管治療中のうがいと同じ行為で、唾液中の細菌が根管内に感染してしまう可能性が少なくありません。たとえ根管充塡が終わっていても、根管口付近の根管象牙質は口腔内にむきだしになっているのです。ですから、支台築造を行うときも無菌的な配慮は欠かせません。

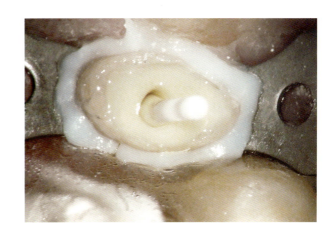

図1 ラバーダム防湿下でのファイバーポストコアレストレーション（直接法）。ラバーダム防湿は非常に古い術式であるが施術部位を無菌的に保ち、成功率を向上させるうえでもっとも効果的である[2]。

Point 3　根管内細菌の再増殖

　根管治療の予後を左右するのは側枝です。**表2、3**に示したとおり側枝の発生率は歯種ごとに違いますが、おおむね前歯では根中央付近、大臼歯では根管口付近までは無視できない確率で側枝が発生しています[3,4]。根管充填の目的の1つとして象牙細管内に残った細菌の封じ込め（entomb）、つまり兵糧攻めがあります。せっかく細菌を封じ込めた根管充填材をポストコア形成時に除去してしまえば、口腔内から供給される炭水化物（糖類）を栄養源に再増殖が起こり、根尖病巣の再発につながるのです。ですから側枝を意識した位置までしっかりと根管充填を行ったら（**図2**）、支台築造はそれより下まで行わないのが理想です。根管形成の深さに関しては別項の**017**を参照してください。

表2 上顎永久歯における側枝の発現率[3,4]。

	発見頻度(%)	発見部位(%)		
		歯頸側	歯根中央	根尖側
中切歯	24	1	6	93
側切歯	26	1	8	91
犬歯	30	0	10	90
第一小臼歯	12	4.7	10.3	74
第二小臼歯	30	4	16.2	78.2
第一大臼歯　MB	51	10.7	13.1	58.2
DB	36	10.1	12.3	59.6
P	48	9.4	11.3	61.3
第二大臼歯　MB	50	10.1	14.1	65.8
DB	29	9.1	13.3	67.6
P	42	8.7	11.2	70

表3 下顎永久歯における側枝の発現率[3,4]。

	発見頻度(%)	発見部位(%)			
		歯頸側	歯根中央	根尖側	分岐部
中切歯	20	3	12	85	
側切歯	18	2	15	83	
犬歯	30	4	16	80	
第一小臼歯	11	4.3	16.1	78.9	0.7
第二小臼歯	12	3.2	16.4	80.1	0.3
第一大臼歯　M	45	10.4	12.2	54.4	
					23
D	30	8.7	10.4	57.9	
第二大臼歯　M	49	10.1	13.1	65.8	
					11
D	34	9.1	11.6	68.3	

比較的高率で側枝が発現する部位を赤枠で囲んだ。根管充填の際は上下顎ともに前歯、小臼歯は歯根中央まで、大臼歯では歯頸側付近までは側枝を意識して垂直加圧する必要がある。

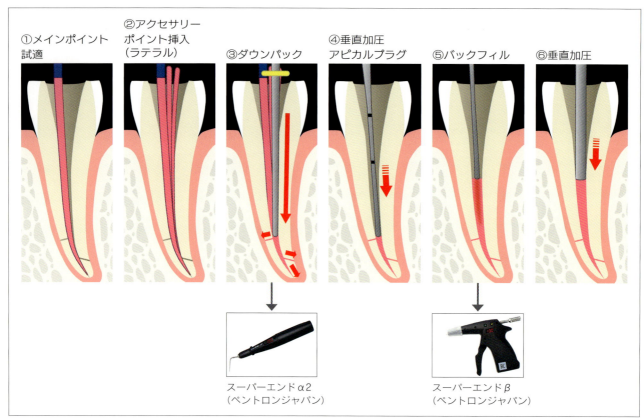

図2 Continuous Wave Compaction Technique（CWCT）（著者変法）による根管充塡。CWCT は長さのコントロールがしやすい根管充塡法なので、側枝の発現位置を考慮しながら垂直加圧が可能である。写真はスーパーエンドα、β（ペントロンジャパン）使用時。詳細な術式については文献5を参照。

Point 4　支台築造は根管治療の重要な手順の1つ

　海外の歯内療法学の多くの成書には、根管治療を施した歯に対するポストコアの設計、形成方法、材料などについて詳細に記載されています[2,3]。細菌制御という概念を基準にすれば支台築造は根管治療の重要な手順の1つであり、適切な支台築造を行って初めて予知性の高い根管治療が完了するといえるのです。

参考文献

1. Ray HA, Trope M. Periapical status of endodontically treated teeth in relation to the technical quality of the root filling and the coronal restoration. Int Endod J 1995；28（1）：12-18.
2. Bergenholtz G, Horsted-Bindslev P, Reit C（編著），須田英明，赤峰昭文，興地隆史，恵比須繁之，林善彦（総監訳）．バイオロジーに基づいた実践歯内療法学．東京：クインテッセンス出版，2007．
3. Hargreaves KM, Berman LH. Cohen's Pathways of the pulp expert consult, 10e. Philadelphia：Mosby, 2010.
4. Vertucci FJ. Root canal anatomy of the human permanent teeth. Oral Surg Oral Med Oral Pathol 1984；58（5）：589-599.
5. 橋爪英城，北原信也．根管治療後の再発と再感染を防ぐ．the Quintessence 2014；33（3）：164-171.

4. 支台築造編

015 ファイバーコアの施術ステップ

キーワード：ファイバーコア、フェルールエフェクト、印象1回法・2回法

Question
相談者：M.I.さん
34歳、勤務医

ファイバーコアで築造する場合、面倒なのでいつも印象を採り、2回法で行っています。1回法との何か大きな違いはありますか？

Answer
支台築造は上部構造となる補綴物を装着する際のつなぎとしての役割だけではなく、補綴物にかかる咬合圧からつねに抵抗する力をもたなければすぐに崩壊してしまいます。したがって、上部構造を意識して築造しなければならないのですが、その際にもっとも重要な支台築造の要点は、確実な「構造」の構築になります。確実な「構造」は1回法が望ましいといえます。ここでは1回法による「歯の一体化」について解説します（図1）。

回答者
北原信也

回答者
橋爪英城

Point 1 ファイバーポストを使う1回法が基本

メタルポストの問題点は、印象が必要なため、多くは健康な歯質を削合するだけでなく形態もテーパーとなり、その結果歯質が薄くなるばかりか、くさび状形態により外側へ破折モーメントが生じることとなります。さらにはメタルコアになりますと、装着様式の多くが合着で、コロナルリーケージ（微小漏洩）の問題も残ります。とくに昨今多くみられる歯根破折を起こさないためにも、可及的な歯質保護、テーパー形成を行わないこと、また、接着を最大限に利用したファイバーポストを使用した築造による歯冠までの一体化が基本であると考えます。

これらは1回法でなければできません。なぜならファイバーポストであっても2回法の場合は印象の関係で根管形成にメタルコア製作と同様のテーパー形成が必要で、かつ1度レジンで固めた外部製作のレジンファイバーコアをレジンセメントで接着しても、装着するレジンファイバーコア自体を接着するために表面処理（シランカップリング処理）をしないと既存のコアとレジンセメントの接着が起こらないからです。つまり歯質とレジンコア表面の2面に対する処理が必要で、複雑かつ接着界面が2面になってしまいます。臨床的には問題なさそうですが、歯質を削る量が多いこととステップが1つ増えることでのリスクも考慮しますと、1回法がより理にかなっていると考えます（図2）。

なお、支台築造の流れ（図3）は以下のとおりです。
❶ラバーダム
❷根管形成（感染象牙質のみ除去し、テーパー状にしない）
❸歯冠部エナメル質はエッチング
❹根管内象牙質は EDTA, GM, Bonding 材を使用
❺ファイバーを試適し、デュアルキュアタイプのレジンを使用して築造する

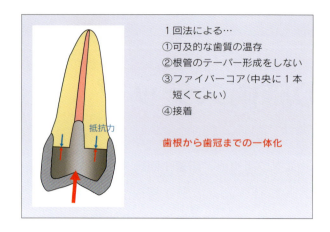

図1　1回法による「歯の一体化」。

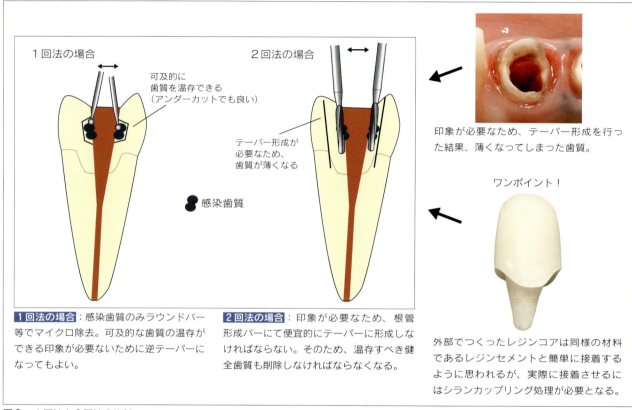

図2　1回法と2回法の比較。

支台築造ステップ

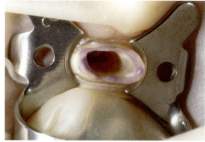

図3a　1stステップ。ラバーダム→感染歯質のみ除去→テーパーに形成しない→エナメル質：リン酸にてポイントエッチング（15秒）→水洗。

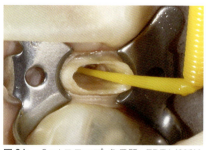

図3b　2ndステップ。象牙質：EDTA（60秒）→水洗→35％GM塗布後、すぐにボンディング。

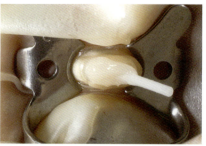

図3c　3rdステップ。コア用レジン填入→ファイバーコアを挿入（ファイバーコアはあらかじめシランカップリング処理をしておく）→一度固める→歯冠部までコア用レジンを築造する。

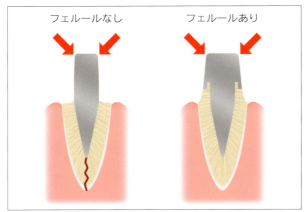

図4a　フェルールエフェクトの獲得により、歯根側にかかる力を減弱する。

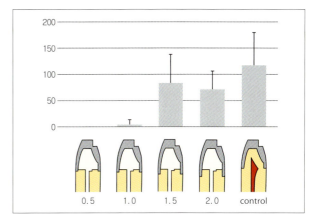

図4b　高さ1.5mm以上のフェルールが、破折に対して抵抗することを示した（文献1より改変引用）。

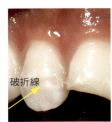

①転倒による歯の破折。唇側からは縁上の破折に思われたが、舌側側の破折は歯肉縁下に及んでいた。

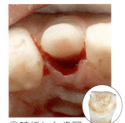

②破折した歯冠部歯質を除去。フェルールの喪失が認められる。フェルールはとくに機能側（上顎では舌側）に必要である。

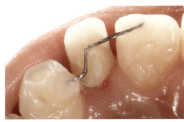

③機能側のフェルールを確保するため、挺出を行う。

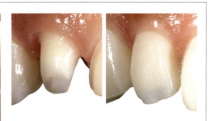

④1回法のファイバーコアで構造的、機能的、生物学的調和、審美的な支台築造が完成する。プロビジョナルレストレーションでさらなる再評価を行う。

図5　フェルールの確保が難しいため、挺出で対応した症例。

Point 2　フェルールエフェクト

　確実な支台築造のステップにおいてつぎに考えなければいけない重要な要件としてフェルールエフェクトがあります。

　とくに力学的観点からもこのフェルールにより根尖にかかる力を減弱することができます。フェルールエフェクトとは箍（たが）効果のことで、拡がろうとするものを外側から輪っか状に抑え込むことで、とくに歯根破折に対する抵抗性を高めることとなります。2回法の場合、根管口を形成して広げるので確保したいフェルールを逆に壊してしまうことになります。

　過去においては、コアの考え方としては残った歯質は歯肉ラインでカットし、メタルコアにするというものでしたが、その後は歯根破切歯が多くなり、現在の考え方にシフトしています（**図4**）。

　なお、フェルールとは残存歯質量のことを指します。歯頸部歯肉から1.5mm、また、できるだけ幅も取ることが望ましいでしょう。再根管治療時にはフェルールを確保することが難しいといわれますが、少なくても機能側のフェルールは確保します。もし確保が難しい場合、挺出、臨床歯冠長延長術などで対応します（**図5**）。

参考文献
1．Gegauff AG. Effect of crown lengthening and ferrule placement on static load failure of cemented cast post-cores and crowns. J Prosthet Dent 2000；84(2)：169-179.

4. 支台築造編

016 ファイバーコア vs メタルコア

キーワード：ファイバーコア、メタルコア

Question
相談者：K.T. さん
35歳、勤務医

前歯部において、ファイバーコアを使用した支台築造が審美的によいのはわかりますが、本当はメタルコアのほうがよいのでしょうか？

Answer

根管治療を受けた歯、すなわち失活歯は生活歯に比べると水分が減るので破折しやすいといわれています。しかし、水分量は優位に変化しているものの、実際には"圧縮強度と引っ張り強度に有意差はなかった"との報告があり、むしろ根管治療が受けた歯が破折しやすいのは、❶残存歯質の量、❷ポストの種類、❸ポストの長さ、❹ポストの直径などに左右されているのです[1,2]。
では実際に歯質の量が減るとどの程度歯の強度は落ちるのでしょうか？

回答者
北原信也

回答者
橋爪英城

Point 1　歯質の欠損と強度変化

図1は根管処置歯の歯冠部残存歯質量の違いによる歯の強度変化を示したものです。Fのように近遠心的に歯質がなくなると最大で60％脆弱化することがわかっています[3]。根管治療を施された歯の多くは歯冠の大半が崩壊しています。だからこそ適切な支台築造によって歯根破折を防ぐ必要があるのです。

Point 2　ポストコアの種類と歯根破折について

図2は歯根破折のため抜歯された上顎中切歯です。注目すべきは破折した位置です。メタルコア先端のところで歯根破折が生じており、これはメタルコアに典型的な歯根破折といえます。
なぜならば図3に示したようにメタルコアで築造した歯に咬合力が加わったとき、その力は歯冠側と根尖側に分散します。そのため図2のように抜歯せざるをえない位置で歯根破折を引き起こします。一方、ファイバーコアで築造した場合はその柔軟性から咬合力はすべて歯頸側に分散します。結果的に破折が生じても再度歯冠修復処置が可能な状態で歯根は残存します[3]。

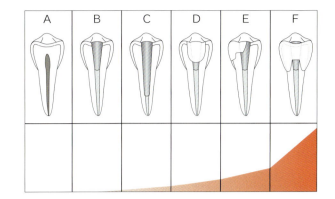

図1 歯冠の削除量による強度変化。咬合面のみ削除した場合、14〜44％強度が落ちるのに対して、MODの歯質を削除した場合、20〜60％脆弱化する[3]。

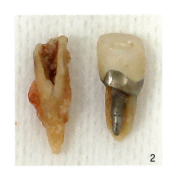

図2 歯根破折のために抜去された上顎中切歯。メタルコアの先端部に一致して歯根破折を生じている。

図3 ポストコアのstress distribution[3]。それぞれのコアに負荷がかかった場合、力の分散（ピンクの部分）はそれぞれ異なる。

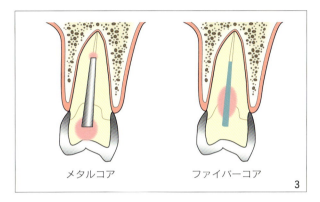

図4 ポストの形態とポスト材の組み合わせによる破折抵抗性について[4]。Type1：円形にポスト形成。Type2：楕円形にポスト形成。Type3：楕円形に形成して円形のファイバーポストコアをレジン系のセメントで接着。Type4：楕円形に形成して楕円形のファイバーポストコアをレジン系のセメントで接着。

表1 破折を生じたときの力（Newtons）[4]。Type3とTyep4のファイバーポストコアは破折抵抗性が高く、とくにType3は優位に抵抗性が高かった。

	Minimum	Maximum
Type 1	239.7	553.9
Type 2	146.6	371.7
Type 3	776.4*	1,114.2*
Type 4	547.8*	890.4*

Point 3　ファイバーコアの形態と歯根破折について

つぎにファイバーコアの形態と破折抵抗性について考えてみましょう。**図4**と**表1**に示したようにファイバーコアが垂直的な力に対する抵抗性を上げることはもちろんのこと、直接法の支台築造に近いタイプ3のほうがより高い破折抵抗性を示しています[4]。

以上、3つのPointを総合すると、臨床的には支台築造時に歯質の削除量が少なく、かつ歯根破折を招きにくいファイバーポストによる直接法の支台築造は、前歯に限らずメタルコアよりも優位な支台築造といえるのではないでしょうか。

参考文献

1. Huang TJ, Schilder H, Nathanson D. Effects of moisture content and endodontic treatment on some mechanical properties of human dentin. J Endod 1992；18（5）：209-215.
2. Bergenholtz G, Horsted-Bindslev P, Reit C（編著），須田英明，赤峰昭文，興地隆史，恵比須繁之，林善彦（総監訳）．バイオロジーに基づいた実践歯内療法学．東京：クインテッセンス出版，2007．
3. Dietschi D, Duc O, Krejci I, Sadan A. Biomechanical considerations for the restoration of endodontically treated teeth: a systematic review of the literature–Part 1. Composition and micro- and macrostructure alterations. Quintessence Int 2007；38（9）：733-743.
4. Uzun İ, Arslan H, Doğanay E, Güler B, Keskin C, Çapar ID. Fracture resistance of endodontically treated roots with oval canals restored with oval and circular posts. J Endod 2015；41（4）：539-543.

4. 支台築造編

017 根管形成の深さ

キーワード：根管形成、深さ

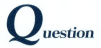

相談者：K.K. さん
35歳、勤務医

根管形成において、クラウンの脱離を防ぐため、根管長の1/2以上は掘るように教わりましたが、そんなに深く掘る必要があるのでしょうか？

Answer　現在、長いポストはいらないといわれています。従来はポストコアを維持するために長いポストが必要といわれてきましたが、ポストの長さによる維持効果に有意差がないことが多くの研究から実証されています。本項では、長いポスト形成による問題点を解説します。結論として、もう長いポストは必要ありません。

回答者
北原信也

回答者
橋爪英城

Point 1 接着が変えた支台築造

　従来、支台築造はメタルコアをセメントにて合着するものでしたが、20世紀の歯科革命の1つといわれる「接着」が支台築造の考え方を大きく変えています。それは歯根と歯冠を結ぶ単なる「ツナギ」ではなく、歯根方向では根管治療の予後を左右するもの、歯冠方向では補綴物を支える重要な役割をもちます。

　とくに根管治療における成功率について Ray ら[1] が1995年に発表したリサーチは私たちの今までの考え方を根底から覆すものでした。根管治療の予後を左右する要因は根管治療の不備によるものと思われていましたが、根管充填が不十分であっても支台築造が適切に行われているほうが、適切な根管治療で不適切な支台築造よりも10年後に再根管治療に至るケースが少ないということでした。当時はメタルポストを合着する方法が主流でしたので、セメント溶解によるマイクロリーケージが感染根管を誘発する可能性は大きいということです。その証拠として日本では支台築造は補綴の分野として考えられていますが、米国ではエンドの分野とされていることからも、いかに根管治療の成功の鍵が支台築造にあるかと考えます。

Point 2 長いポストの問題点

　長いポストを掘ることのデメリットは根管の側枝の割合を考えます。根管の中央より歯冠方向に側枝の発生する可能性はおよそ3割にのぼります。つまり、従来のように根管の1/2よりも長く掘ろうという考え方に基づくと、側枝を触る可能性が3割に及び、感染の危険性が増加します。また、昨今の多くのリサーチが根管の長

表1 一般的には再根管治療の可能性は根管治療の不備によるものと考えられていたが、不確実な支台築造による微小漏洩のほうが高い確率で発生することが示唆された。

group	endo	coronal	10 years success rate（%）
1	good	good	91.4
2	good	poor	44.1
3	poor	good	67.6
4	poor	poor	18.1

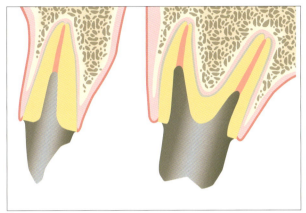

図1 従来のポストコアの考え方は、太く、長くすることで維持を確実にすることであったが、結果的には根の破折が多々みられるようになった。

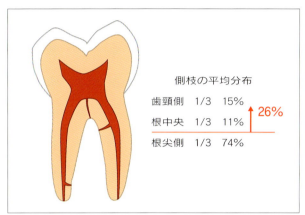

図2 側枝の発生する割合は根中央部より歯冠側に向かい、およそ3割に及ぶ。従来のポストコアの考え方では側枝からの感染を起こすきっかけをつくるようなものである。

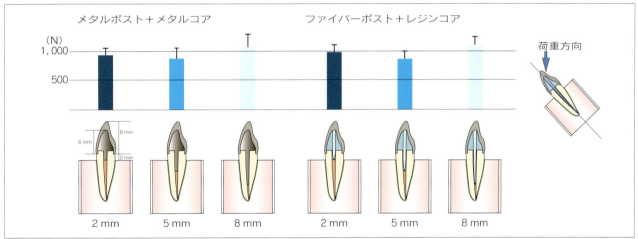

図3 ポストの長さを2mm、5mm、8mmと規定して、長さによる維持効果について実験した結果、ポストコアの長さによる歯冠部クラウンの維持効果には有意差がない（文献7より改変引用）。

さによる支台築造の維持に有意差はないと示したことから、根管を長く掘る意味がなくなりました。以前のように合着に頼っていた時代は長く掘ることで維持する効果もあったと思われますが、今は接着がその維持を補償しています。

表2 本項を支えるエビデンスの数々[2〜6]。

・ポストの長さによる脱離、破折に有意差がない
・歯質を可及的に温存すべきである
・デンティンボンディングがキーポイントである

参考文献

1．Ray HA, Trope M. Periapical status of endodontically treated teeth in relation to the technical quality of the root filling and the coronal restoration. Int Endod J 1995；28(1)：12-18.
2．Juloski J, Radovic I, Goracci C, Vulicevic ZR, Ferrari M. Ferrule effect：a literature review. J Endod 2012；38(1)：11-19.
3．Schmitter M, Hamadi K, Rammelsberg P. Survival of two post systems–five-year results of a randomized clinical trial. Quintessence Int 2011；42(10)：843-850.
4．Büttel L, Krastl G, Lorch H, Naumann M, Zitzmann NU, Weiger R. Influence of post fit and post length on fracture resistance. Int Endod J 2009；42(1)：47-53.
5．Goracci C, Ferrari M. Current perspectives on post systems：a literature review. Aust Dent J 2011；56(Suppl 1)：77-83.
6．Zicari F, Van Meerbeek B, Scotti R, Naert I. Effect of fibre post length and adhesive strategy on fracture resistance of endodontically treated teeth after fatigue loading. J Dent 2012；40(4)：312-321.
7．大祢貴俊．ファイバーポスト併用レジン支台築造のポスト長に関する研究．日補綴歯会誌 2006；50：180-190.

4. 支台築造編

018 最新のポストコアの接着について

キーワード：コア、ファイバーポスト、接着

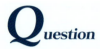

コアごと、あるいはファイバーだけが抜けたり取れてしまうことが多いのですが、取れない方法を知りたいのですが？

相談者：G. T. さん
35歳、開業5年目

Answer

接着における重要な考え方は「経年的な予知性」だと思います。もちろん人工物が一生もつということではなく、できるだけもたせる配慮をすることは、われわれ歯科医療従事者として当然の責務ではないでしょうか。「接着」とは従来の合着とは異なり、一体化してしまうことです。根管内処理は、残存しているエナメル質にはエッチングを施し、根管内の多くは象牙質なので、デンティンボンディングシステムを応用します。私たちはとくに、根管という歯質のほとんどを占める象牙質へのデンティンボンディングという特別な接着について理解しなければいけません。一般臨床医にとって選択基準の評価が難しいのが接着材、接着システムといえます。メーカー主導となるため、多くの宣伝文句で迷うこともあるのではないでしょうか。ここでは根管内での接着（デンティンボンディング）について考察し、適した接着方法について解説します。

回答者
北原信也

回答者
橋爪英城

Point 1 ▶ 接着には2つの面が……

歯科における接着とは実は2つの面を有します。1つは歯質側、そしてもう一方の相手はセラミックスもしくは支台築造ではファイバーとなります（**図1**）。図のとおり、一般的には歯質のほうはボンディング材を使用し、セラミックス側、ファイバー側は表面処理（シランカップリング処理が有効とされる）することで、この2面がレジンセメントを介して接着します。つまり2つの面に対して、接着するための処理をしないと脱離することになります。脱離した際はレジンセメントがどちらかに残っていることが多いので、両面に対して適切に前処置を行うことが大事です。

Point 2 ▶ 歯質側（象牙質側）の接着を理解する

歯質側について臨床上で筆者らが好んで使用する4つのセメントシステムとコントロール（EDTA GM Bondingの3ステップのもの）を比較検討しました。結果はDセメント（実験当時、象牙質に対してもエッチングを行う旧タイプの接着システムを指示したもので、他の3つのシステムに比べて接着強さが優位に低下したと思われる：現在は新システムに変更）以外のセメントシステムでは有意差がなく、どれを使用してもよいのではないかと思っていました（**表1**）。しかし、後日、電子顕微鏡にて各表面を観察したところ、大変興味深い像がみられました。

図2は筆者らが現在日常臨床で行っている接着システムですが、エナメル質にはエッチング、象牙質には

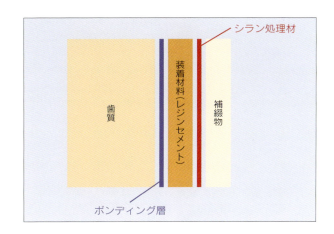

図1 接着の模式図。歯の接着には2つの界面が存在する。

表1 セラミックス、デンティン間の市販のレジンセメントの接着強さ（第27回日本接着歯学会における筆者らの発表より）。

セメント	接着強さ（MPa）		フィラー（wt%）		圧縮強さ（MPa）	
コントロール	13.39±4.28	有意差なし	77.76±0.11	有意差なし	303.77±40.50	有意差なし
A社	16.12±8.82		64.26±0.64		235.22±46.52	
B社	12.21±3.09		69.07±0.26		252.05±15.94	
C社	11.99±4.54		70.82±1.69		256.01±21.33	
D社	6.17±2.61		63.18±0.22		249.56±40.14	

mean ± SD Kuruskal Wallis test $P<0.05$

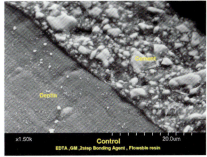
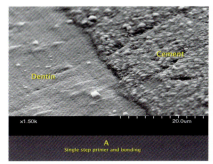

図2 筆者らが現在日常臨床で行っている接着システム。
図3 A社の接着システム。

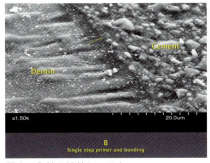
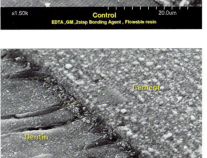
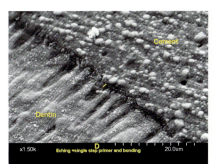

図4 B社の接着システム。
図5 C社の接着システム。
図6 象牙質にもエッチングを指示した（旧システム）タイプの接着システム。

EDTAにてマイルドエッチング、GMプライミング、そしてボンディング材を使用します。4ステップになるので煩雑にはなりますが、このシステムで行ったコントロール像ではデンティンとレジンセメントとの間のボンディング層が均一で薄くなっているのが確認できます。

つぎにA社の接着システムでは（図3）ボンディング層が均一で、接着効果は高いことが示唆されましたが、残念ながら当時はデュアルキュアタイプのセメントで第3級アミンを使用していたせいか、経年的に変色が起こり、使用を中止しました。B社は上記同様のセルフエッチングの1ステップを指示したタイプのプライミングボンディングシステムでしたが、象牙質界面は酸（A社よりややpHが低いせいか）によると思われるタッグが形成され、厚いボンディング層がみられました（図4）。C社も同様のシステムでしたが、ところどころにコントラクションギャップがみられます（図5）。Dセメントはさらにコントラクションギャップが著明でした（図6）。このようにステップは多いものの、しっかりとした処理を行

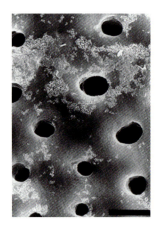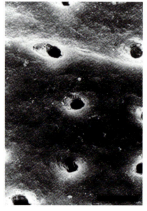

図7 a、b EDTA を使用した際の象牙質界面（文献1より引用。伊藤和雄先生のご厚意による）。**a**：エッチングを30秒間使用した象牙質界面。**b**：EDTAを60秒間使用した象牙質界面。

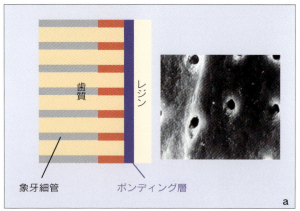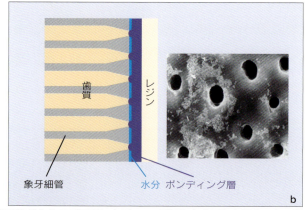

図8 a、b EDTA およびエッチングを使用した場合の象牙質（電顕写真は伊藤和雄先生のご厚意による）。**a**：EDTA を使用した場合の象牙質のイメージ。**b**：エッチングを使用した場合の象牙質のイメージ。

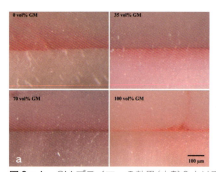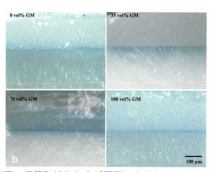

図9 a、b GM プライマーの効果（文献2より引用。伊藤和雄先生のご厚意による）。

図10 GM プライミングは接着の要である。

うことでコントロールのような接着層が生まれます。他の各メーカーのセメントは接着強さがそれなりにあるものの、予後に不安を残す結果であったといえます。

＊接着の敵は水分と軟らかい界面：象牙質には象牙細管中の水分と軟らかいコラーゲンが多く含まれます。象牙質の特性を知ったうえでの接着システムが望ましいといえます。

Point 3　デンティンボンディングを考察する

では、デンティンボンディングについて考えていきましょう。

EDTA：リン酸エッチングを30秒行うと象牙細管の開口部が2〜3倍に開く、表面の大きな穴は接着に必要な表層のハイドロキシアパタイトを破壊して軟らかいコラーゲン質と水分の上に接着を求めることになります。いわば沼地に家を建てるようなものです。EDTA はマイルドエッチングのため、スメアー層を除去し、電顕でわかるように象牙細管の入り口を開くことがないため、可及的にハイドロキシアパタイトを温存し、さらに開口部を開かないことで、泥状への接着を少なくすることとなります（E-LISE: コンディショナー：ペントロンジャパン）（**図7、8**）。

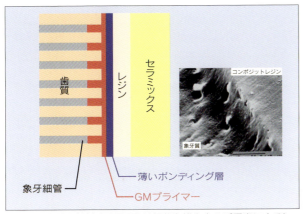

図11 理想的な接着（電顕写真は伊藤和雄先生のご厚意による）。

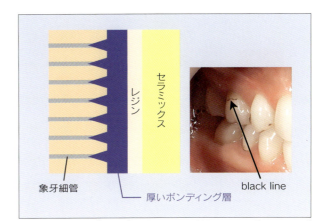

図12 1ステップタイプのボンディング材は、厚いボンディング層により接着強さはある程度確保されるが、経年劣化が心配される（写真はCR充填部に生じた褐線。厚いボンディング層に着色したものである）。

GM：遡上する水分を先回りして塞き止めることができるGM（35 vol% glyceryl mono-methacrylate）を使用することで水分コントロールをすることができます。またこのGMはハイドロキシアパタイトに結合し、コラーゲン質に入り込み、さらにはボンディング材と共重合することで接着をより強固のものとします（E-LISE：プライマー：ペントロンジャパン）（図9、10）。

Bonding：ボンディング材は可及的に薄くなる材料を選択します。筆者らは大変優れているボンディング材として、クリアフィルフォトボンドボンディングエイジェント（クラレノリタケ）を愛用しています。理由としては光重合タイプでありながら、嫌気重合（ディアルキュアタイプであること）し、根管の深部でもしっかりと重合すること、さらに皮膜が薄い（5〜10μ）ことからです。

理想的な接着は図11のように適切に表面処理された面に薄いボンディング層をつくることです。昨今では使用方法が簡便なため、各社より発売されている1ステップタイプのボンディング材には大きな落とし穴があります。使用者である術者としてこのことを理解したうえで使用してほしいと思います（図12）。

Point 4　セラミックス（ファイバーポスト）の接着を理解する

セラミックス側（ファイバーポスト）は一般的にシラン処理をすることで有意に接着強さが増すことがわかっています。ただし、シランカップリング材が反応するのはセラミックスのなかでも、ガラス系セラミックス（e-max：二ケイ酸リチウム等）です。昨今のジルコニア系、アルミナス系には反応しないといわれています。そこで1液性シランカップリング材の研究を始め、従来からメタルプライマーとして知られる酸性モノマーの4-METAを配合したところ、1液性でかつ接着強さの高いシランカップリング剤を開発することができました（現在「セラミックスボンドIK」はペントロンジャパンで商品化されている：図13）。一般的には活性を促すため、熱を加えるか、酸を加えるかですが、実際に熱処理を接着直前の口腔内で行うことは不可能です。よって、酸性下の環境をつくることで反応を活性化する必要があります（図14）。

Point 5　シランカップリング効果を知る

γ-MPTSのメトキシ基は加水分解し、メタノール分子3個を放出するとともに、末端のシランはセラミックス内のシラン（ケイ素）と酸素原子を介して接着します（シロキサン結合）。一方、これと反対側にあるメタクリル酸構造部分にある炭素間二重結合は、同様の構造を有するレジン材料と重合することができます。活性には熱か弱酸性下の環境が必要です。

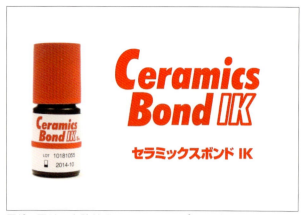

図13 図14の実験結果はシランカップリング剤（γ-MPTS）に4-METAを入れることで高い接着強さを有する1液性シランカップリング剤を開発。商品化された（ペントロンジャパン）。

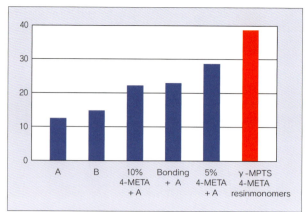

図14 酸性下の環境をつくることで反応をさせる必要がある（文献3より改変引用）。

Point 6 　結論

歯質側（根管内）はデンティンボンディングのシステムを応用すること、ファイバーポスト（2回法の際のラボで製作したレジンコアも同様）にはシランカップリング処理をすることで、確実に接着された、取れない支台築造となります。

参考文献

1. Kusunoki M, Itoh K, Hisamitsu H, Wakumoto S. The efficacy of dentine adhesive to sclerotic dentine. J Dent 2002；30(2-3)：91-97.
2. Nasu Y, Itoh K, Tani C, Hisamitsu H. Diffusion of GM primer and dentine adhesive into EDTA-conditioned dentine. Dent Mater 2010；29(5)：609-614.
3. Kitahara N, Itoh K, Kusunoki M, Oikawa M, Miyazaki T. One-bottle silane coupling agent containing 4-META. Dent Mater 2013；32(3)：1-4.

Column

シランカップリング剤はセラミックスボンドの総称で商品化されているが、昨今はセラミックスの素材別に効果のあるものとないものがあるので、混同しないように整理したい。

修復物の素材		表面処理材
金属酸化物	ジルコニア：Zr_2O	MDP（リン酸エステル系モノマー）
	アルミナ：Al_2O_3	
	スピネル：$MgAl_2O_4$	
金属	非貴金属：Ti, Ni-Cr	
	貴金属：Au, Pt, Ag	
シリカ系セラミックス	陶材：SiO_2	γ-MPTS（シランカップリング剤）
	リチウムシリケート系ガラス：Li_2SiO_3	
	リューサイトガラス：$KAlSi_2O_6$	
コンポジットレジン	レジン＋シリカ系セラミックスフィラー＊（ファイバーポスト）	

セラミックスボンドといっても、どのセラミックスの素材にも接着効果があるわけではない。

CHAPTER 5

クラウン・ブリッジ修復編

１）診断	76
２）支台歯形成	88
３）プロビジョナルレストレーション	98
４）印象採得	114
５）補綴物装着	122
６）ブリッジ	134

5．クラウン・ブリッジ修復編　1）診断

019 レッドバンドの理由と対応

キーワード： レッドバンド、プロビジョナルレストレーション、マージン不適合、セメント残留、咬合、生物学的幅径、カントゥア

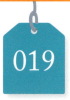

Question

相談者：R. A. さん
29歳、勤務医

数年前にオールセラミッククラウンを装着しましたが、いまだに歯肉の周りの赤みがとれません。ブラッシングも行っているのに、どうしてですか？

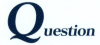

レッドバンドの理由はいくつか考えられます。何が問題なのかを、しっかりと診査・診断、再評価を行い、治療を行いましょう。
理由としては、以下の4点に大きく分けられます。
❶プラークコントロール不良、❷不適合補綴物、❸生物学的幅径の侵襲、❹咬合
まずは触診して炎症の程度を把握します。レッドバンド部位を指で押してください（図1）。とくに何も変化がないようであれば軽度、歯周ポケットから出血やプラークがでてくるようであれば中等度、排膿するようであれば重度と判断してください。重度であれば急ぎの対応が必要ですので、すぐ治療にとりかかります。また、歯周ポケットも測定して、合わせて診断します。

回答者

富施博介

Point 1　原因を見極める！

最初に疑うのはプラークコントロールの不良です。診断方法としては、染めだしを行い該当部がブラッシングできているかを判断します。治療法としては、ブラッシング指導（歯ブラシ、デンタルフロスなど）を行います。

つぎに不適合補綴物となっている可能性を考えます。マージン部のギャップが大きいと、生体では炎症反応を起こしてしまいます。診断方法としては、先が細い探針を使って、歯周ポケット底部からマージン部に引っ掛かりがあるかレッドバンド部位を調べます。段差が認められる場合は、不適合補綴物による炎症と判断して補綴物の再治療が必要となります（図2～4）。

Point 2　生物学的幅径が侵襲されている可能性も考える

以上の点で問題がない場合は、生物学的幅径の侵襲を疑います。とくに審美的な事項を優先してマージンを深く設定してしまう場合での侵襲が、臨床的に多く見受けられます。生物学的幅径とは、正常な歯周組織では結合組織性付着1mm、上皮性付着1mmという幅を指します。正しいマージンの設定位置は歯肉溝の範囲内です。上皮性付着までマージンを深くしてしまうと、生体は1mmを確保するために慢性的な炎症を起こし、結果的に骨にも炎症が波及して骨欠損を起こしてしまいます（図5）。

治療としては、生物学的幅径を確保するために、臨床歯冠長延長術もしくは矯正治療にて挺出後に伸びた歯周靱帯を切除させます。どちらの場合も外科治療となるため、補綴治療もマージンを再設定することが多くなりま

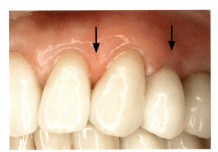
図1　レッドバンドの臨床所見。

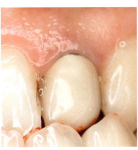
図2　2｜頬側にレッドバンドが認められる。不適合補綴物であった。

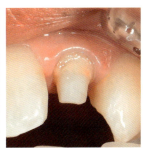
図3　プロビジョナルレストレーションでも適合をしっかりと合わせる。

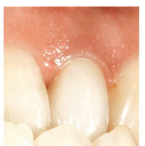
図4　補綴物装着後の状態。

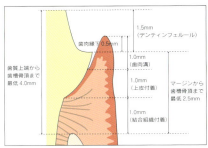
図5　生物学的幅径。

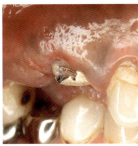
図6　3｜がう蝕のため、補綴するにあたっては生物学的幅径が侵襲されることが予想される。

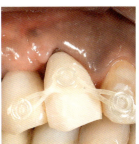
図7　MTMにて挺出をした後に、固定して歯周外科を行う。

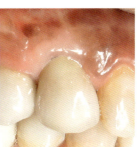
図8　治療後に通常どおり治療を行う。

表1　レッドバンドの原因とその診断法と治療法。

	炎症の可能性			診断法	治療法
	軽度	中等度	重度		
プラークコントロール不良	← →			視診、染めだし	ブラッシング指導
不適合補綴物	← →	→		探針にて触診	補綴の再治療
生物学的幅径の侵襲	← →	→	→	デンタルにて確認、歯周外科にて確認	臨床歯冠長延長術、矯正治療にて挺出
咬合	← →	→	→	咬合紙で診断、動揺度のチェック	咬合調整

す（図6〜8）。

Point 3　咬合の問題についても要確認

　咬合によってレッドバンドが起きることも頭に入れる必要があります。たとえば、咬合接触点の展開角がきつく側方 - 前方運動時に強く当たると、歯周組織に炎症を起こします。場合によっては、歯根にヒビや破折が発生すると重度な炎症を起こします。診断方法としては、咬合紙で接触点を調べて、必要に応じて咬合調整を行います。歯根に破折が疑われる場合は、探針にて探るか歯周外科にて直接、確認します。破折が認められる場合は、速やかに抜歯を検討します。

　上記以外にも、補綴物装着時のセメントの残留や、エマージェンスプロファイルを含めたカントゥアの形態の問題など、レッドバンドになりうる原因はいくつも考えられます。また、これらが複数同時に起きていることも十分に考える必要があります。レッドバンドは生体による炎症反応で、軽度のものでも見過ごさずにキッチリと治療しましょう。最後に簡易的な表にしてまとめますが、あくまでも頭を整理するためのもので、臨床ではすべての可能性を考えてください（表1）。

5．クラウン・ブリッジ修復編　1）診断

020 歯頸部歯肉の変色への対応

キーワード：シャドウ、ディスカラレーション、メタルタトゥ

Question

相談者：O. B. さん
35歳、勤務医

歯ぐきが黒く変色しているのを気にしている患者がいます。原因と対処法を教えてください。

Answer

単に歯ぐきが変色している（gingival discoloration）といっても原因はさまざまです。原因を見定めなければ、良好な結果が得られません。今回は多くの原因が混在した参考症例を基に、それぞれの診断と対処法を振り返りたいと思います。

以下の参考症例の口腔内には、歯ぐきが黒い箇所が多数存在します。それぞれ❶〜❸のように分けられます。

回答者

中村茂人

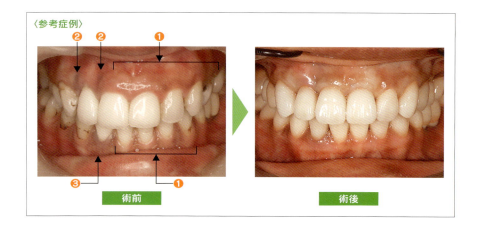

〈参考症例〉　術前　術後

Point 1　メラニン色素沈着（Melanin pigmentation）

参考症例の❶部に注目すると、歯ぐきの表層が茶褐色になっており、広範囲に存在します。このような場合にはメラニン色素沈着が診断となります。とくに喫煙者に多く、外界からの有害物質から歯肉を守るためにメラニン色素が表皮の基底層に沈着するというのが、有力な仮説のようです。その他にAddison病、Peutz-Jeghers症候群、Albright症候群、神経鞘腫症（von Recklinghausen病）などによっても口腔粘膜にメラニン色素沈着することがあります。加齢や喫煙による色素沈着が原因の場合は、ガムピーリング（歯ぐきの表面を薬剤やレーザーにより剥離し、血色のよいピンク色の歯肉に改善する）を適応します（**図1**）。

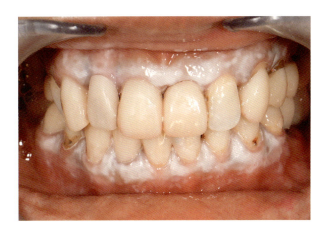

図1　フェノールのタンパク変性作用を利用し、メラニン色素沈着の認められる箇所に塗布。その後、中和目的にてエタノール剤でフェノールを拭き取っていく。図のように塗布部は白濁してくる。患者に事前に伝えるべき注意事項は、術後1週間はヒリヒリ感があること、白濁した表皮が剥がれてくることである。

図2	図3
図4	図5

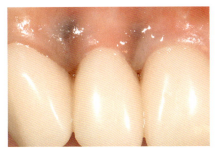 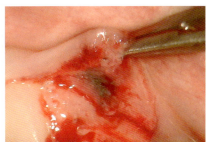

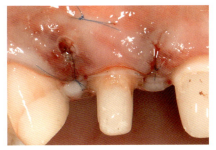 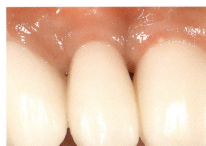

図2　もともとメタルコアが入っており、その際に切削片が歯肉に迷入したことが疑われる。
図3、4　メタルタトゥを電気メスで内面から除去し、薄くなった歯肉をカバーするために結合組織を移植した。
図5　術後。メタルタトゥは消失した。まだプロビジョナルレストレーションの状態である。

Point 2　メタルタトゥ（Amalgam tattoo）

　参考症例の❷部に着目すると、歯ぐきの内面から黒褐色に変色しているのがわかります。また、2￣は失活歯で過去に行われた治療で、メタルコアが入っていました。このように金属系を切削せざるをえない状況下にあったであろう歯の周りの組織内深くに、黒ずんだ入れ墨のような症状があった場合、メタルタトゥが疑われます。

　どの金属でも切削した際に金属の粉末が散在します。その際に歯肉に炎症があったり、傷つけてしまった箇所からの出血があると、数分で歯肉の新陳代謝が始まり、金属の粉を絡めて治癒し始めます。そのため、水洗したくらいでは除去できず、結果的に入れ墨のように歯肉のなかに取り込まれてしまいます。また、アマルガムのように水銀の毒素を含んだイオンが流出しやすい箇所でも同様のことが起きます。入れ墨と同じですので、表層でなく粘膜内面からの除去が必要となります（図2〜5）。

　なお、海外の論文ではメタルタトゥは「Amalgam tattoo」と呼ばれています。また近年、審美的な理由だけでなく、健康面からも金属を口腔内から排除しようという考えが世界的に広まっています。

Point 3　歯根のディスカラーレーション または シャドウ（Endodontic Discolouration or Shadowed Root）

　参考症例の❸部に認められるように、補綴物の周辺に暗い影ができてしまう場合、歯根のディスカラーレーションやシャドウが疑われます。日本における正式名称は不明ですが、英語ではEndodontic Discolouration やShadowed Rootなどと記載されている場合が多く、それぞれの意味合いを分けて考えます。

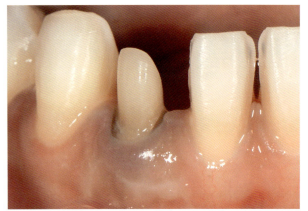

図6　クラウンの除去、メタルコアの除去を行っても、歯根の変色が歯肉から透過しているのがわかる。

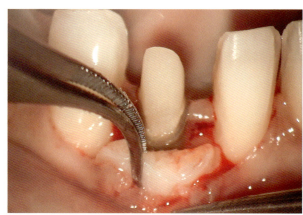

図7　歯肉の厚みを得るために結合組織を移植した。

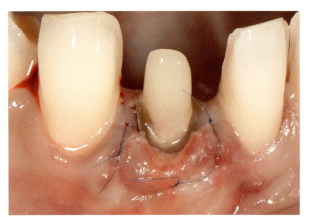

図8　縫合時。

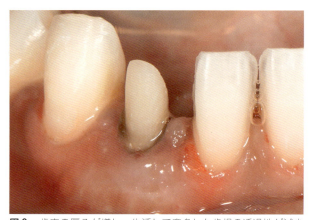

図9　歯肉の厚みが増し、失活して変色した歯根の透過性が減少した。

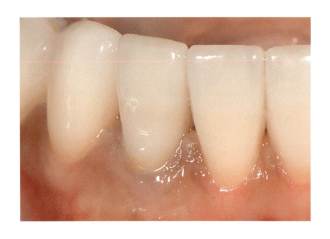

図10　最終補綴物装着後。歯肉の厚みが増加し、歯根のディスカラーレーションが軽減した。

　歯根のディスカラーレーションでは、失活歯等で歯根が変色して暗い色になってしまった状態が、薄い歯肉から透けてきてしまう場合です。対処法としては、インターナルブリーチ等で歯根のホワイトニングを行うか、マージンを深く設定するか、歯肉の厚みを結合組織移植等で改善します。

　それに対して歯根のシャドウとは、補綴物のコーピングやポストコアに光の透過性の悪い材料（メタルは当然のこと、ジルコニアでもメーカーによっては透過性の悪いものもある）が入っていたり、オペーク色が強すぎたり、根管内やマージン部に黒褐色の変色が認められた場合に、補綴物の唇面から取り込まれた光（バックライト効果）がそこで遮断され、歯根部に影ができてしまい暗くみえることです。つまり、補綴物を外してみて影が消えるようであれば、シャドウが原因と考えられます。

　実際には、この2つの原因の判別は困難です。そのため、考えられるものを1つずつ排除していくことで診断します（**図6〜10**）。

5．クラウン・ブリッジ修復編　1）診断

021 正中のズレに対する補綴的アプローチ

キーワード：正中、ズレ、イリュージョンテクニック、補綴的アプローチ

Question 正中がズレていますが、補綴で修復できますか？

相談者：K. K. さん
28歳、勤務医

Answer 正中がズレている、すなわち「中切歯間線」と「顔貌の正中線」とがズレているケースでは、その原因が歯のポジションに起因しているものが多いと考えます。そのようなケースにおいて審美修復治療を行う場合、まずは矯正治療を視野に入れた治療計画の立案が必要となります。とはいえ、程度にもよりますが、前歯部の審美障害のみを主訴として来院した患者が矯正治療を受け入れる可能性が必ずしも高くはありません。そのようなとき、質問のように補綴的なアプローチで正中のズレを改善することができれば、患者にとってもメリットが大きいでしょう。では、どのようなケースにおいてそれが可能なのか、また、どの程度の改善ができるのか、解説していきます。

回答者

西山英史

Point 1　どの程度のズレを「ズレ」というのか

Kokichら[1]は、一般人は4mmの正中のズレに気づかないと報告しています。また、正中の水平的なズレよりも垂直的な傾きのほうが認識しやすいとされています。筆者も、4mm程度正中がズレていても、口腔内の垂線を顔貌の垂線と同調させることで違和感がなくなり、正中のズレをほぼ感じなくなることを経験しています（図1、2）。

よって、正中の位置を修復治療によって改善したいようなケースでは、まず正中のズレを4mm以内にすることを目標にするとよいでしょう。そしてバーティカルラインを顔貌と調和させることに重点を置くことが大切です。

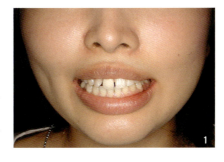
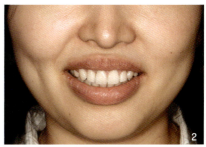

図1、2　術前、術後の状態。2|1をクラウン、|1をコンポジットレジンで修復することで、正中の位置をアレンジした症例。修復後も正中は4mm程度ズレているが、垂線を顔貌と同調させることで違和感のない状態を得られている。

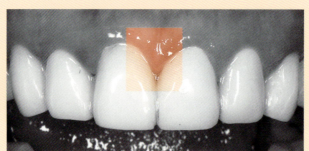

▲患者のバイオタイプから、ティッシュサポーティング、クラウンカントゥアによる歯間乳頭の形態コントロールが可能であると判断した。

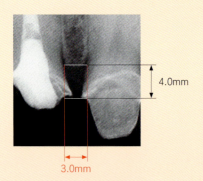
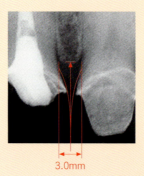
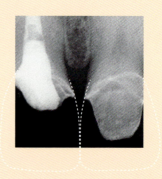

歯間乳頭の高さ(平均)	3.9〜4.2mm ($P < 0.005$)
歯根間距離(平均)	1.7〜2.0mm ($P < 0.005$)

▲歯間乳頭の高さは平均値の範囲であるが、歯根間距離が広いため、ブラックスペースなどの問題が発生しやすい環境である。歯槽骨頂からコンタクトポイントまでの距離を慎重に設定する必要がある(文献2より引用)。

水平的距離 (歯根間距離)mm	垂直的距離 (歯槽骨頂からコンタクトポイント)mm		
	4	5	6
1.0	—	—	100%
1.5	100%	88.9%	66.7%
2.0	100%	72.7%	36.3%
2.5	85.7%	54.5%	10.0%
3.0	60.0%	37.5%	9.0%

▲歯間乳頭の閉鎖率(文献3より引用)。

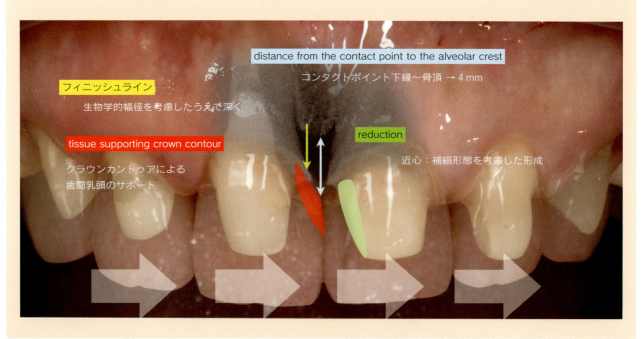

図3　補綴戦略プランの一例。

	図4
図5	図6

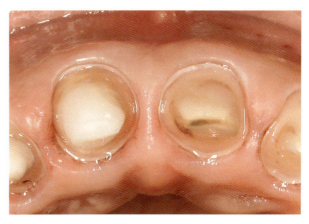

図4 プロビジョナルレストレーションの段階で炎症のない歯肉をつくることが重要。

図5 補綴物のカントゥアとラインアングルを工夫することで、正中を左側へシフトしている。

図6 初診時と修復後の比較。正中は右側に3mm程度ズレているが、バーティカルラインを顔貌と同調させることで違和感のないレベルに改善している。

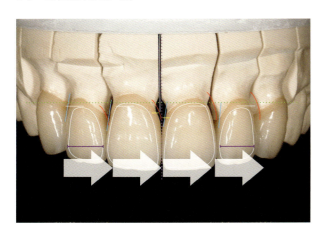

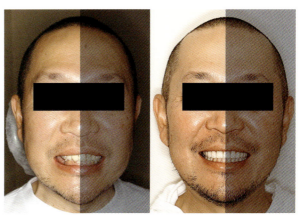

Point 2　歯肉に負担をかけないように細心の注意をはらう

　補綴物によって正中の位置をコントロールする場合、そのエリアの歯周組織の状態をよく観察する必要があります。骨の位置、歯肉のバイオタイプなど、補綴物を取り巻く環境を十分に考慮したうえで補綴物を設計しないと、無理のある形態の補綴物によって歯周組織にダメージを与えることになってしまいます。図3のように形成前の段階からしっかりとプランを立て、プロビジョナルレストレーションによって歯周組織の反応を十分観察（図4）したうえで、補綴物の製作に移行する必要があります。

Point 3　補綴物のイリュージョン効果をつかう

　補綴物によって正中の位置を改善できたとしても、それによって違和感のある歯冠形態になってしまったり、隣在歯とのバランスを失ってしまうのでは意味がありません。そのためにも、プロビジョナルレストレーションでのシミュレーションを完璧に行うことが必須となりますが、最終的な微妙なアレンジは歯科技工士との協議により煮詰めることが大切です。図5は最終補綴物にイリュージョン効果を使うことで、歯冠形態のバランスを整え、正中の位置をさらにアレンジしています。審美修復治療では、歯科技工士に情報を正確に伝達し、知識や認識を共有することがとても大切です。

　そのようなステップをきちんと踏み、補綴物を顔貌と同調させていけば、正中に違和感のない状態をつくることができるでしょう（図6）。

参考文献

1. Kokich VO Jr, Kiyak HA, Shapiro PA. Comparing the perception of dentists and lay people to altered dental esthetics. J Esthet Dent 1999；11(6)：311-324.
2. 佐々木猛，水野秀治，松井徳雄．APF後の軟組織の回復．上顎中切歯歯間乳頭に焦点を当てて．the Quintessence 2010；29(1)：130-138.
3. Cho HS, Jang HS, Kim DK, Park JC, Kim HJ, Choi SH, Kim CK, Kim BO. The effects of interproximal distance between roots on the existence of interdental papillae according to the distance from the contact point to the alveolar crest. J Periodontol 2006；77(10)：1651-1657.

5．クラウン・ブリッジ修復編　1）診断

022 ブラックトライアングルへの対応

キーワード： ブラックトライアングル、マージン設定、歯肉のバイオタイプ、エマージェンスプロファイル

Question

相談者：I.O.さん
35歳、開業5年

すでに補綴された歯に隙間ができてしまいました。治療するにあたり、どのようなことに気をつける必要がありますか？

Answer

再治療後に再び歯肉退縮が起こりブラックトライアングルをつくらないように、最善を尽くしたいものです。まずは、なぜ歯肉退縮が起きたのかの原因を探求して治療を行い、その後に正しい位置でのマージン設定を行い、歯冠形態も注意深く調整する必要があります（**図1**）。原因に関してですが、歯肉退縮が起きる前段階としてレッドバンドが起こります。これらを放置することにより歯槽骨が下がり、歯肉退縮が起きる点を頭に入れてください（**019参照**）。

回答者

富施博介

Point 1 ▶ dento-gingival complex

マージンの設定を行ううえで、意識しないといけないのが dento-gingival complex です。歯槽骨頂とセメント - エナメル境、辺縁歯肉は相似形になっています。

これらからマージン設定で気をつけるポイントは以下の2つです。
❶マージン設定は上記3つのラインに相似していなければならない。
❷歯間乳頭の立ち上がる位置は、直下の骨から5mm程度。

❶については、臨床的に近心遠心側を深く削りすぎてしまい、正面からみた場合にフラットなマージンになる状態をよくみかけます。この場合、生物学的幅径を侵襲してしまい、骨吸収を起こして歯肉退縮してしまう可能性があります。そのため、歯周疾患などの初期治療を終えた後に、歯肉縁を参考にマージンの設定を行います。

必要であれば、デンタルエックス線写真で歯槽骨頂を確認します。

❷については、プロビジョナルレストレーションにおいて歯冠形態のコンタクト歯頸側の位置を骨頂より5mm程度に設定します。臨床的には、すぐにブラックトライアングルをなくすために長いロングコンタクトにしてすべて埋める治療方法も見受けられるが、これでは歯肉は慢性的な炎症を引き起こしてしまいます。骨頂より5mm程度に調整したプロビジョナルレストレーションを装着して、初期治療後にクリーピングするのを待ち、コンタクト部を調整することで、歯間乳頭に負担がかからない状態で適切な歯冠形態が整えられます。

本ケースではプロビジョナルレストレーションにて再評価を行いました（**図2**）。

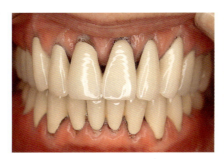
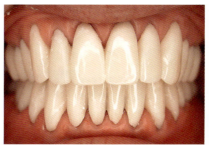

図1 初診時の状態。
図2 プロビジョナルレストレーションによる再評価時。

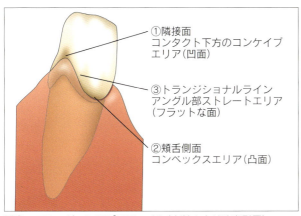

図3 エマージェンスプロファイル（文献1より改変引用）。

①隣接面
コンタクト下方のコンケイブエリア（凹面）
③トランジショナルラインアングル部ストレートエリア（フラットな面）
②頬舌側面
コンベックスエリア（凸面）

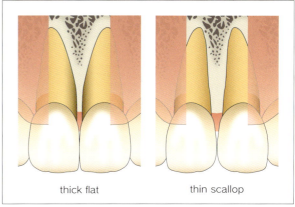

図4 歯肉のバイオタイプ。thin scallopは歯間乳頭部の歯肉が占める割合が多いため、ブラックトライアングルが生じやすい（文献2より改変引用）。

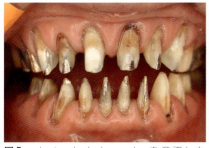

図5 dento-gingival complex を意識したマージン設定。

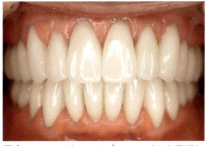

図6 エマージェンスプロファイルを意識した形態。

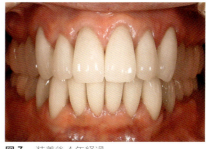

図7 装着後4年経過。

Point 2　エマージェンスプロファイルも考察

　患者の歯肉のバイオタイプから、歯肉退縮が起こりやすいかのリスク診断をすることも重要です。とくに前歯部は骨の幅も歯肉の幅も薄いことが多いので、歯肉縁下までマージンを設定した場合のエマージェンスプロファイルまでのカントゥアは繊細に調整しなければなりません。

　エマージェンスプロファイルとは、歯肉溝から歯肉縁上までに飛びだす位置の形態を指します。この場合、1本の歯の全周のカントゥアが部位によって異なることを理解する必要があります。とくに歯間乳頭では、❷のトランジショナルラインアングルがコンベックスになることが多いので注意します。

　また、歯肉溝から歯肉縁までの形態に関しては、基本ストレートにすることが重要です。バイオタイプで歯肉が薄い場合は、カントゥアが強くならないようにします（図3〜7）。

参考文献

1. 井出吉信，桑田正博，西川義昌（編）．歯科技工別冊／Biological Crown Contour．生体に調和する歯冠形態．東京：医歯薬出版，2008.
2. 小濵忠一．前歯部審美修復．天然歯編．東京：クインテッセンス出版，2007.

5．クラウン・ブリッジ修復編　1）診断

023 上顎中切歯切縁の位置

キーワード：上顎中切歯切縁、プロビジョナルレストレーション、再評価

Question
相談者：R.S.さん
37歳、開業2年目

審美修復治療において、上顎中切歯切縁の位置を決めるのが大変重要といわれていますが、実際にはどのように決めたらよいでしょうか？　三次元的な決定方法を教えてください。

Answer

筆者は、顔貌や口腔内に調和した審美的な歯のポジションが、機能性、快適性にもよい影響を与えると実感することが多々あります（**図1、2**）。咬合再構成においての機能的かつ審美的な位置関係は、総義歯学に代表されるように解剖学的平均値を参考に製作したプロビジョナルレストレーションで再評価し、決定します。中切歯切縁の位置決定にあたっての注意事項をポイントに分けて説明します。

回答者

中村茂人

Point 1　EBM（エビデンス）とNBM（ナラティブ）から現症を把握しよう！

まずはじめに、絶対的な決定方法は存在しません。そのため、形態学的方法を参考に多方面からの評価が必要であると考えましょう。

そのうえで、エビデンスとしての解剖学的平均値を用いていくと、上顎中切歯の大きさは、幅径8.3〜9.3mm、歯冠長10.4〜11.2mmで、幅と高さの比率は75〜80%とされています。そこで上顎中切歯切縁の位置は歯頸ラインからこれらの平均値を用いて決定します。しかし、ここで注意したいのは「その患者の上顎歯頸ラインの位置は適正か？」という点です。参考症例2は、長期的にブラキシズムを有していた患者です。そのため、咬合高径の低下とともに歯槽骨ごと挺出が生じ、骨隆起を含む受動的萌出に似たような症状も見受けられます。つまり歯頸ライン自体が歯冠側に位置しており、そこから中切歯歯冠長の長さを平均値で決定してしまうと、切縁が理想より下方に位置してしまうので注意が必要です。そのような場合には、齦境移行最深部から中切歯切縁までの距離が平均約22mmという数値が参考になります（**図3、4**）。

つづいて、この患者の顔貌をみてみましょう。

Point 2　顔写真の線引きは正確に！　そして下顎位に注意！

顔写真の評価もあくまで参考です。しかし参考にするうえで、できるだけ正確な線引きと計測をしなければ、誤差で比率は変わってしまい、参考にすらならなくなってしまいます。まず、写真を撮影する際は、フランクフルト平面を基準にいつも同じ距離で撮影するように心がけ、しっかり咬んで歯がみえるように笑ってもらいます。

<参考症例1>

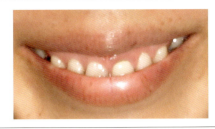 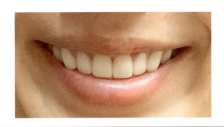

図1、2 過去に2度にわたる骨切り手術を行ったものの、満足に至らなかった。中切歯切縁の位置がかなり下方に位置している（スマイル時に歯頸線しかみえない）。患者は恥ずかしくて思いきり笑えないとともに、「箸が前歯に当たって食事がうまくとれない」と嘆いていた。矯正、歯周外科を絡めた包括的な咬合再構成と同時に、中切歯切縁の位置をプロビジョナルレストレーションにて根尖側に位置させたところ、不快症状は改善した。結果的に最終満足の得られた位置は、審美的評価の範疇に収まったと言える。

<参考症例2>

図3、4 図3が術前、図4が術後。長期的なブラキシズムによって咬合高径の低下とともに歯槽骨ごと挺出し、歯頸ラインは歯冠側に位置している。そのため、上顎中切歯の歯冠長は、平均値よりも短く設定した。

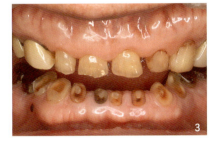 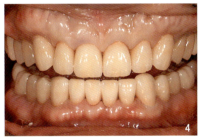

図5、6 図5が術前、図6が術後。術後は理想値に入り込んでいる。術前では、咬合高径の低下と中切歯切縁の咬耗がともに生じ、偶然1対1.6となっているだけなので惑わされないことが重要である。術後では、中切歯切縁が歯冠側に位置し、高径も挙上されたため、上顎基準でも下顎基準でも、理想値に近づいた[1]。

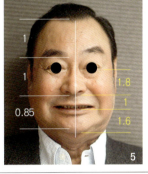 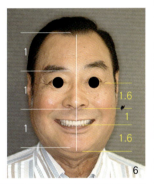

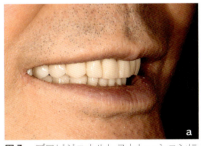 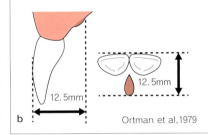 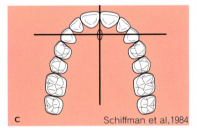

図7 プロビジョナルレストレーションによる三次元的な中切歯切縁の評価時。スマイル時に下口唇の乾いた部分と濡れた部分の境目より若干内側に位置させれば、不快感を与えることはまずない。また、b、cのような平均値も参考になる。

そのうえで写真を規格的に揃え、瞳孔線、鼻下点、下顎下縁を正確に取ります。この際に注意したいのは、下顎下縁のポイントの取り方です。スマイル時にはオトガイ部軟組織は下方に移動するため、咬合高径の比率計算（**図5、6**の白いライン）の際には、下顎下縁よりも少し上をポイントとします。なお、スマイルをさせない顔貌写真では、下顎下縁で問題ありません。逆に中切歯切縁の位置決めの比率計算（**図5、6**の黄色いライン）では、下顎下縁そのものをポイントとします。術後、その患者のフェイシャルパターンも考慮して（**図6**）の写真のような比率に近づけば、理想値に近いとなります。

なお、この際に、この症例のように術前（**図5**）で咬合高径の低下が疑われる場合には、下顎を基準にした比率に信憑性がないので注意しましょう。

参考文献
1. 土屋賢司．包括的治療戦略修復 治療成功のために．東京：医歯薬出版，2010．

5．クラウン・ブリッジ修復編　2）支台歯形成

024 支台歯形成の基本（オールセラミック修復のためのベーシック）

キーワード：支台形態、支台歯形成

Question
相談者：S.S.さん
35歳、開業2年目

咬合再構成において支台歯形成を行い、シリコーンで印象をとって歯科技工士に確認してもらったところ、クリアランスの不足、アンダーカットを指摘され、製作できないといわれました。数本にわたりオールセラミックスやセラミックオンレーで修復する際の支台歯形成の基本を教えてください。

Answer

オールセラミック修復時の支台歯形成の基本とその理由を以下に示します（図1）。

- 最終補綴から逆算されたクリアランスの確保（強度と色調を考慮するため）
- アンダーカットはなくす（製作時に出し入れができないため）
- 頰側は3面形態、舌側は2面形態（頰側は色調を考慮するため）
- 支台歯全体の高さはできれば3.5mm以上（補綴物の脱離力が増すため）
- 頰側と舌側の第1面の立ち上がりの成す角度は、6～10°に留める（急すぎると製作ができないが、緩すぎると補綴物の脱離力が増すため）
- 角は丸める（CAD/CAMは鋭利な部分を読み込めないため）
- マージンを連続的に形成（CAD/CAMは点と点を結んで線で読み込み、わずかな凹みが読み取れないため）
- マージンのベベルは付与しない（製作物に薄くなる箇所があると、強度が得られなくなるため）

これらの点はわかっていても、実際の口腔内で行うことは難しいものです。このなかで、クリアランス不足やアンダーカットに陥りやすいポイントを、1つの症例から振り返りたいと思います。

回答者

中村茂人

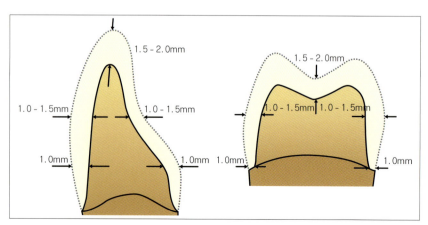

図1　マージン部は、連続的にはっきりと形成する。ベベルはつけない。形成角は、歯軸に対してショルダー部で5°以上、軸面で4°以上にする。

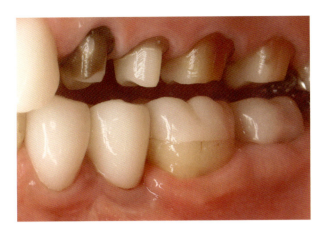
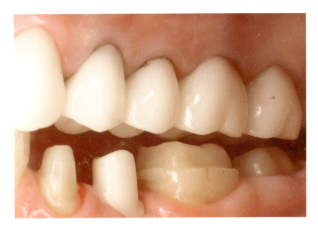

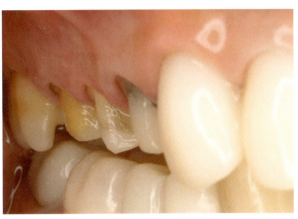

図2、3 図2は下顎のプロビジョナルレストレーション装着時。図3は上顎のプロビジョナルレストレーション装着時。⑤はインプラントのジルコニアアバットメント。⑥はセラミックオンレーの形成。オンレーの場合、内冠が必要ないため、クリアランスの厚みはオールセラミックスよりは少ないが、同じように波打つ形態となる。
図4 隣在歯の位置や歯軸が正常な場合、それを参考に最終補綴形態をイメージし、図1に沿って形成する。

Point 1 クリアランスは均一な厚みを考慮

セラミックスは厚みを均一にしなければ、破折のリスクが高まります。クリアランスを均一な厚み(1.5～2mm)に仕上げた場合、歯のポジションがよい位置にあれば自然と波打つような形態になるはずです(**図2、3**)。

対合歯との cusp to fossa または cusp to ridge の関係を考慮して、対合歯が咬頭などで突出しているところは、そこに咬み込む裂溝となるように意識し、確認しながら形成しましょう。

Point 2 隣在歯の形態を参考に

支台歯形成の基本は、最終補綴から逆算された相似形に近い形態です。歯の位置異常や歯軸傾斜がない場合、隣在歯の形態から比較します。その後、形成した箇所はプロビジョナルレストレーションを戻し、またそこを参考にしてその他の歯を形成していきます。より効率よく行うには、ワックスアップからコルトフラックス等を用いてプレパレーションガイドを製作し、そこからクリアランスをとっていくのもよいでしょう(**図4**)。

Point 3 歯根軸を考慮せよ、とくに上顎口蓋側は注意！

歯軸について改めて考えてみると、**図5**に示されるとおり咬合平面と下顎頭を結んだラインは球面を成し、そこに垂直圧がかかるように歯根の方向は円の中心に向かっています。もちろんすべての人に当てはまる事項ではありませんが、この歯軸の方向を事前に見極めて形成しなければ、当然補綴は対合歯と良好に咬ませる位置に排列できないか、クリアランスの足りない箇所ができてしまいます。とくに上顎大臼歯部の口蓋側は、歯冠歯軸方向を口蓋側に向けてしまいがちで、結果的にクリアランス不足に陥り、最終補綴が経年的に破損を生じやすいので注意しましょう(**図6～8**)。

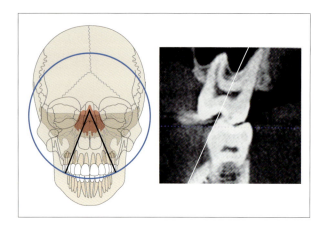

図5　上顎大臼歯は、頬側に向かって萌出している。

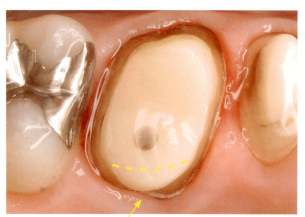

図6　調整前。筆者自身はよい形成が行えたと思っていたが、最終印象時にプロビジョナルレストレーションの厚みが薄いことに気づいた。7̲の歯軸方向と比べると→部の形成量が点線から口蓋側のマージン部にかけて足りないのがわかる。歯軸を口蓋側に向けてしまっているため、このままだとオールセラミックスの破折に繋がる。

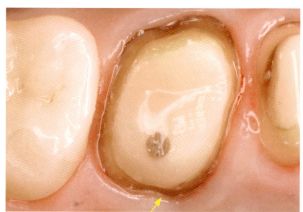

図7　図6の点線部から口蓋側にかけて調整。7̲の歯軸にバーを平行にし、頬側に向かうことを意識しながら第1面を形成。そこから2面にかけては隣在歯の角度を確認しながら、さらに点線に向かって移行的に仕上げた。

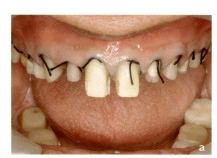
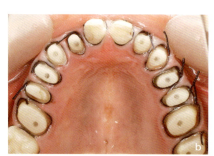
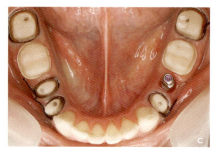

図8a〜c　図6、7を確認しながら形成していくと、最終的には図8のような状態になるはずである。問題のない形成が行えるように、模型を使用して練習することが大事（1̲|1̲はラミネートベニアにより歯軸を補正する。P51参照）。

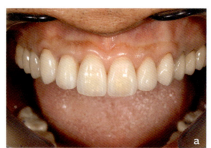
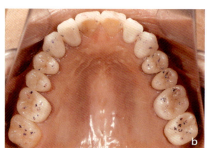
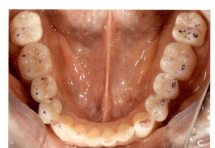

図9a〜c　1̲|1̲はラミネートベニア。|5̲はインプラント。|6̲はセラミックオンレー。|7̲はセラミックインレー。その他はすべてオールセラミッククラウンであるが、最後方はフルジルコニアクラウン。

5．クラウン・ブリッジ修復編　2）支台歯形成

025 クリアランスの確認方法

キーワード： クリアランス、確認方法

Question
相談者：M. A. さん
35歳、開業2年目

理想的な歯列でない場合の支台歯形成で、クリアランスを確認しながら形成するための方法はありますか？

Answer

オールセラミッククラウンは審美的で優れた光学特性をもっていますが、コーピングの厚みが薄すぎると破折するおそれがあります。そのため、各メーカー指定（0.4mm〜）のコーピングの厚みは必ず守らなくてはなりません。審美性と構造力学的に必要な削除量は前歯部で唇側1.3〜1.5mm、口蓋・舌側1.0〜1.5mm、切縁1.5〜2.0mmと、臼歯部では軸面1.0mm〜1.5mm、フィニッシュライン0.7〜1.0mm、咬合面1.5mm〜2.0mmとなります。

これを順守するためのクリアランスの確認方法としては、エステティックプレパレーションガイドとプロビジョナルレストレーションの活用がキーとなります。

回答者
加部聡一

Point 1　エステティックプレパレーションガイドは必須

審美修復治療においては術前の歯列が必ずしも理想的な状態でないことも多くみられます（**図1**）。その場合においても、術者がまずチェアサイドにおいて、顔貌に調和したインサイザルエッジポジションを探り、これを歯科技工士に伝え、診断用ワックスアップをしてもらいます。これは歯科技工指示書の他、顔貌写真、口腔内写真、参考模型、切縁方向に延長する場合はモックアップ、歯頸部方向に短くする場合はマーカーなどを用いて情報を伝えます。歯科技工士はインサイザルエッジ、ミッドライン、咬合平面などの情報をもとに診断用ワックスアップを行います（**図2**）。ワックスアップの外形から必要な削除量を差し引いたものが支台歯の形態となります。診断用ワックスアップをもとに製作されたエステティックプレパレーションガイドを用いると、過不足のない支台歯形成が行えます。ワックスアップの模型があれば、パテ状シリコーン印象材を用いて自分で簡単に製作できます。

図1　図2

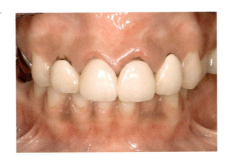 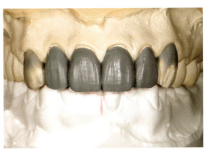

図1　初診時の口腔内。
図2　診断用ワックスアップ

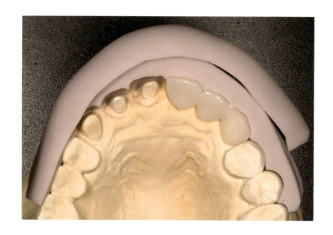
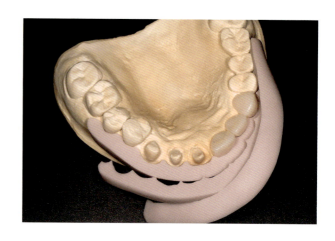
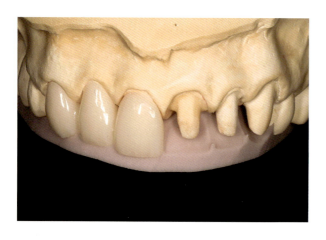

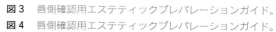

図3　唇側確認用エステティックプレパレーションガイド。
図4　唇側確認用エステティックプレパレーションガイド。
図5　切縁確認用エステティックプレパレーションガイド。

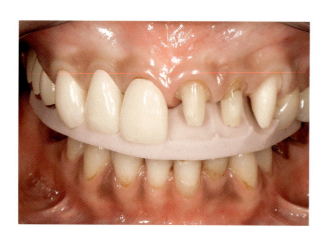
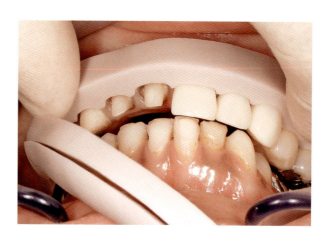
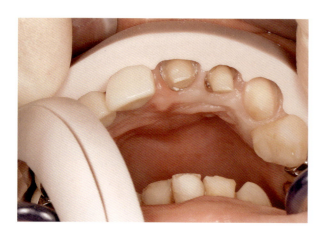

図6　プロビジョナルレストレーションとエステティックプレパレーションガイドの併用（切縁用）。
図7　プロビジョナルレストレーションとエステティックプレパレーションガイドの併用（上顎右側用）。
図8　プロビジョナルレストレーションとエステティックプレパレーションガイドの併用（上顎左側用）。

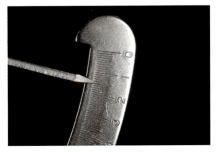
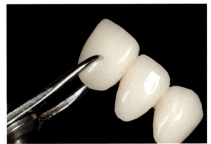

図9、10 メジャリングデバイスにてプロビジョナルレストレーションの厚みを確認。

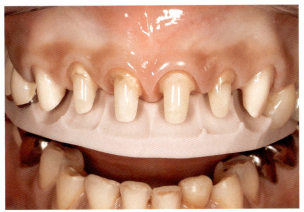

図11 支台歯形成終了時。

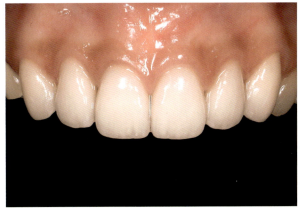

図12 最終補綴物装着時。

Point 2　エステティックプレパレーションガイドとプロビジョナルレストレーションの併用

　多数歯にわたる支台歯形成の場合、エステティックプレパレーションガイドを用いても形成量の確認が困難になることもあります。それはシリコーンパテが材料的にたわんでしまい、口腔内に設置して安定させることが難しいからです。そのような場合は、エステティックプレパレーションガイドとプロビジョナルレストレーションを同時に製作しておきます（**図3～5**）。たとえば6前歯の支台歯形成なら、ラボサイドで製作してもらった3歯のプロビジョナルレストレーションを口腔内にセットしたまま反対側3歯の形成にエステティックプレパレーションガイドを用いていくと、シリコーンの沈み込みを防いで確認が容易になります（**図6～8**）。

　支台歯形成後に、プロビジョナルレストレーションを形成した支台歯に合わせていきますが、合わせ終わった状態のプロビジョナルレストレーションの厚みは、ほぼ最終修復物の厚みとなっているはずなので、メジャリングデバイスなどを用いて厚みの確認をします（**図9、10**）。この段階で形成量が足りないことがわかったら再度、形成を追加する必要があります。このようにエステティックプレパレーションガイドを用いて形成することにより、削りすぎたり、削り足りなかったりすることがなくなるので、歯科技工士も修復物を製作しやすく仕上がりも良好になります（**図11、12**）。また、削りながら悩むことがありませんのでスムーズで計画的な治療を行うことができます。

参考文献

1. Society for Dental Ceramics（編），山﨑長郎（訳・著）．All-Ceramics at a Glance．オールセラミックレストレーションの臨床基準．東京：医歯薬出版，2008．

5. クラウン・ブリッジ修復編　2）支台歯形成

026 フィニッシュラインの設定

キーワード：フィニッシュライン、圧排

Question
相談者：T. S. さん
29歳、勤務医

フィニッシュラインはどの位置に設定すればよいでしょうか？　また、圧排糸を巻く際の注意事項やテクニックがあれば教えてください。

Answer

フィニッシュラインの設定に関しては、さまざまな考え方があります。昔は歯周治療に対する考慮もあり、歯肉縁上に形成しなければならないという時代もありました。これは、フィニッシュラインが歯肉縁下にあった場合、きれいな印象が採れないと考えられていたからです。また、そこから立ち上がるサブジンジバルカントゥアの形態は、ストレートに立ち上がったほうが清掃性はよいと思われていました。現在では、この形態は清掃性がよい反面、歯肉のサポートができないため、プラークが歯肉溝に侵入しやすいとの意見もあります。また、縁上形成の考えとは逆に、滲出液の宿る歯肉縁下深い形成ほど問題が生じにくいという考え方もあります。ただ、この方法では、印象採得の独特な方法が必要なようです。いずれにせよ、それぞれの方法や考え方にメリット・デメリットがあるという認識は必要です。本項では、基本に忠実かつ無難に「審美性を損なわない」、「精密印象が取りやすい」、「歯肉をサポートし清掃性も得る」という観点から、質問に答えていきます。

回答者
中村茂人

Point 1　目標は「補綴と歯周組織との調和」

歯科医師と患者がめざす最終目標は、歯肉に調和した補綴物の製作です。マージンの露出やレッドバンド（補綴物の周囲にできる炎症のライン）を生じていないかを確かめるには、口腔内写真を撮影してみるのが有効です（図1）。レッドバンドが認められる場合は、プラークコントロールの不良、歯石やセメントの取り残し、マージンの不適、生物学的幅径の侵襲、咬合性外傷等が考えられます。マージンの設定とも大きくかかわっていることがわかります。

Point 2　プロビジョナルレストレーションが鍵となる

歯周組織との調和を獲得するうえでは、マージンの設定が重要であることがわかりましたが、実際には歯肉の厚み、歯槽骨頂の位置、生物学的幅径の距離、歯肉溝の深さ等は個人差があります。そのため、プロビジョナルレストレーションで再評価を繰り返し、個々に見合った適正なフィニッシュラインを模索する必要があります（図2〜5）。

図1 約4年経過症例。3|3がラミネートベニア。それ以外はすべてオールセラミッククラウンにて補綴されている。経年的な経過で、写真上でも歯周組織との調和が維持されている。

図2 プロビジョナルレストレーションの適合を調整し、歯肉をサポートした形態に整える。この段階で、SRP、ブラッシング指導、咬合の評価を行い、歯肉の炎症の消失と歯頸ラインを確認する。もしマージンの露出が認められれば、そこからさらに縁下に形成し直し、プロビジョナルレストレーションを調整する。

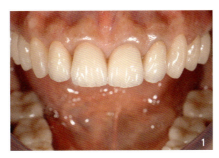
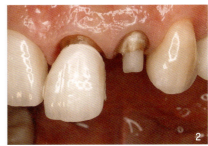

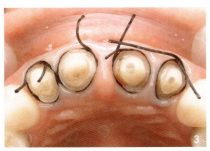
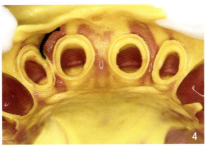
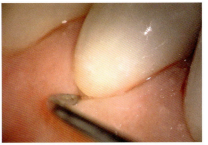

図3、4 これらをクリアにして、歯肉の2重圧排、精密印象時にも出血のない状態をめざす。

図5 最終補綴物装着後。マイクロスコープを用いて、3Aの探針で歯肉を排除してみたが、マージンの適合状態が良好であるのがわかる。

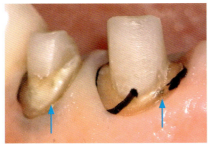
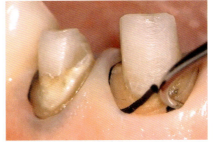
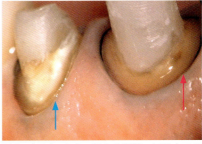

図6 |1 2 青色→部の圧排してない箇所に注目。プロビジョナルレストレーションにて初期治療を行ったところ、歯肉が引き締まりフィニッシュラインが縁上となったため、再調整を行うこととした。

図7 歯肉は圧排糸を巻くとわずかに根尖側に移動する。この際に圧排糸は付着を破壊しないように、探針の腹の部分を用いて優しくかつマージンよりも浮き上がらないように歯肉縁下まで挿入する。歯肉圧排の時間が長くなればなるほど歯肉退縮のリスクは高まるため、圧排糸は必ず口蓋側から巻いていき、唇側の圧排時間を少しでも短くする。

図8 |1 ピンク色→部のみ調整。圧排糸で歯肉を根尖側に移動し、歯肉や圧排糸を傷つけない範囲で、歯肉縁下に形成し直した。|2の縁上マージン青色→部と比較してすると|1が縁下に調整されていることがわかる。この際に、コンタクト部とゼニス部では高低差を付けることが重要。

Point 3 調整は、圧排コードを目安に

プロビジョナルレストレーションによる再評価が重要であることは理解できたかと思いますが、調整の際の形成目標が必要です。筆者は、歯周治療終了後の付着を侵襲しない位置で歯肉縁下0.5〜1mm、つまり歯肉溝内の挿入した圧排コードを目安に形成しています。圧排コードの巻き方の注意事項も提示します（図6〜8）。

Point 4 歯肉が薄い症例に注意

歯肉が薄い症例では、最終印象の際に使用した圧排糸が原因で、さらに歯肉退縮が生じる場合があります。できれば内冠の試適時に再度写真を撮影して確認されることを推奨します。

5．クラウン・ブリッジ修復編　2）支台歯形成

027 きれいな支台歯形成のテクニック

キーワード：支台歯形成テクニック

Question
相談者：Y. M. さん
30歳、勤務医

口腔内で前歯部の支台歯形成を行いました。それなりに美しい形成ができたと思い印象を採って模型を確認したところ、理想とはかけ離れていました。もっと上達するために、テクニックや気をつける点があれば教えてください。

Answer

支台歯形成の上達のために、まずは基本原則の確認してみましょう。❶正確で明確なフィニッシュラインを付与すること。❷修復物の維持または保持力、抵抗力を考慮すること。❸修復物の耐久性を考慮すること。❹歯質をできるだけ保存すること。❺歯周組織に侵襲を与えないこと。❻歯髄にできるだけ配慮すること。これらの点を踏まえ、臼歯部・前歯部それぞれのポイントを押さえて支台歯形成後のイメージをつくってから形成をはじめることが重要になります。

回答者

加部聡一

Point 1　臼歯部支台歯形成

- 機能側において3面、非機能側においては基本的に2面とします。
- 第1面は歯の長軸もしくは着脱方向と平行な歯頸部寄りの面で、最大の保持効果を得られます。
- 第2面は歯冠の中央部に形成し、診断用ワックスアップから得られた歯の外形に相似させます。
- 第3面は機能咬合面における強度および抵抗形態付与として咬合面寄りに、内側傾斜に形成します。
- フィニッシュラインは機能側においてアクセンチュエイテッドシャンファー、非機能側ではシャンファー形態を付与します。

Point 2　前歯部の支台歯形成（図1〜6）

- 唇舌側面は3面に形成します。
- 第1面は歯の長軸もしくは着脱方向と平行な歯頸部寄りの面で、唇舌側および近遠心側を6°のテーパーで仕上げることにより最大の保持形態を得られます。
- 第2面は歯冠の中央部に形成し、歯の外形に相似させます。
- 第3面は切縁に内側傾斜をつけて削除量を十分にとり、陶材を盛るスペースへの配慮をします。
- フィニッシュラインはアクセンチュエイテッドシャンファーを付与し、補綴物の強度と色調に配慮します。

以上の基本的な内容を頭に入れ、支台歯形成前に、最終支台歯の形態をイメージしておく必要があります。場合によっては事前に印象をとっておき、模型上で支台歯形成をシミュレーションするとよいと思います。

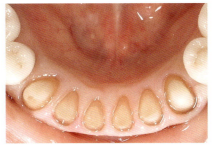
図1　支台歯形成終了時。

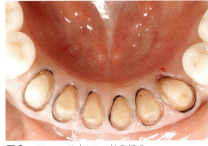
図2　ファーストコードの挿入。

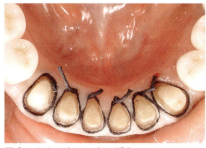
図3　セカンドコードの挿入。

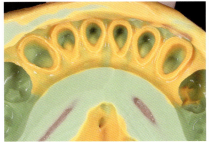
図4　シリコーンの印象面。

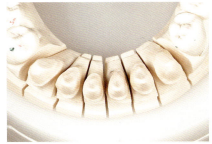
図5　支台歯模型。

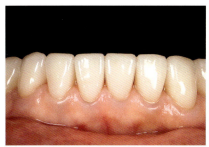
図6　最終補綴物装着時。

図7　拡大鏡。
図8　マイクロスコープ（実体顕微鏡）。
図9　エアスケーラー用ダイヤモンドチップにてマージンの仕上げ。

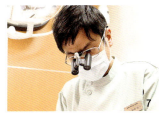
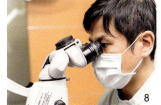
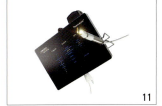

図10　エアスケーラー用ダイヤモンドチップ（ナカニシ）。
図11　ピエゾサージェリータッチ（メクトロン）。
図12　クラウンプレップ用チップ（メクトロン）。

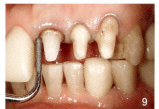
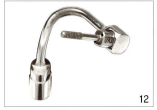

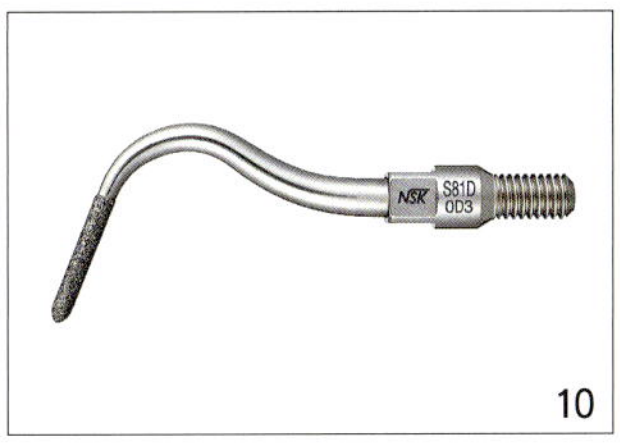

Point 3　オールセラミックスの場合はとくに拡大視野下で

　支台歯形成の仕上げは、CAD/CAMで製作するオールセラミックスの場合にとくに重要で、凸凹のフィニッシュラインはスキャナで読み込むことができません。結果、不適合なフレームとなり二次う蝕や歯肉の炎症、応力の集中による破折等のリスクも高まります。スムーズで均一な幅のフィニッシュラインの形成を行ううえで、拡大鏡（**図7**）やマイクロスコープ（**図8**）は非常に有効ですので、仕上げの段階から必ず使いましょう。拡大視野にて歯肉の付着を壊さないように慎重にジンジバルリトラクションコードを歯肉溝内に入れ、ファインのバーをエアータービンや5倍速コントラにつけ、歯肉をエキスカベータ等で排除しながら少しずつ行います。そして、最後に全周にギャップがないようになだらかに繋げ整えます（**図9**）。

　すでに歯肉縁下深く形成されているクラウンを除去したときや、最終印象前の微修正、また開口量に制限のある患者の場合にはエアスケーラーにつけるダイヤモンドチップ（**図10**）や、超音波スケーラーにつけるダイヤモンドチップ（**図11、12**）が各社からデリバリーされています。このチップは回転しないため、歯肉や軟組織へのダメージがほとんどありません。ただし切削効率はよくないため、概形成は従来どおりダイヤモンドバーにて行い、フィニッシュラインの修正や仕上げに用いると効率的です。とても便利で有効なバーですので参考にしてください。

参考文献
1．土屋賢司．イラストレイテッド歯冠修復アドバンステクニック．東京：クインテッセンス出版，2011．

5. クラウン・ブリッジ修復編　3）プロビジョナルレストレーション

028 テンポラリークラウンとプロビジョナルレストレーション

キーワード：テンポラリークラウン、プロビジョナルレストレーション

Question
テンポラリークラウンとプロビジョナルレストレーションは何が違いますか？

相談者：S. U. さん
31歳、勤務医

Answer
テンポラリーとは、「一時的な」、「暫定の」、「臨時の」、「仮の」という意味です。つまり、歯科領域においては、最終補綴の印象の際に冷水痛等を生じないように製作したり、咬めるように製作する、いわゆる一時的な仮の被せ物（クラウン）を指します。それに対してプロビジョナルにも「暫定的な」、「臨時の」という意味があり、同じように思えますが、名詞ではprovisionとなります。これは、「準備」、「用意」、「貯え」等の意味をなし、すなわち将来を見据えた暫定的な補綴物（レストレーション）をプロビジョナルレストレーションと呼びます。そのため、プロビジョナルレストレーションは、最終補綴形態を評価するために用い、歯周組織との調和、審美性、舌感、咬合接触点、切歯路角等を考慮して製作する必要があります。各症例とともに、押さえておきたいポイントを説明します。

回答者
中村茂人

Point 1　マージンの適合、オクルーザルコンタクトは的確に！

プロビジョナルレストレーションの基本は、マージンの適合をしっかりと合わせるように調整することです。また、咬合接触点はABCコンタクト、イコライザー、クロージャーストッパーを意識して、側方運動時には臼歯部にできる限り干渉のないように製作しましょう（図1～3）。そのうえで、歯肉の炎症、プロビジョナルレストレーションの脱離、ウォッシュアウト、急速な磨り減り等が起きていないか再評価で確認します。

Point 2　最初の診断がもっとも重要

プロビジョナルレストレーションは、その患者の審美性や機能性の評価に用いるものです。しかし、プロビジョナルレストレーション上で調整を繰り返しながら顎位や審美性の考察等を行うと、治療期間が長期となる、形態や咬合接触点は徐々に崩れる、舌感が悪くなる等の不具合が生じてしまいます。そのため、最終形態の評価として何が問題なのかわからなくなってしまいます。そこで、できる限り形態を崩さないようにするために、ワックスアップの段階で可能な限りゴールに近づけておきたいものです。診査・診断の際に、顔貌の評価、スプリント等を用いた顎関節や筋の評価等をしっかり行い、ゴールを見据えたワックスアップを心掛けましょう（図4～6）。

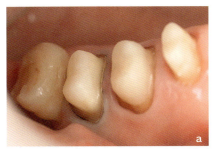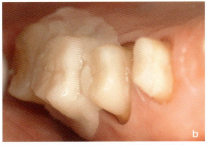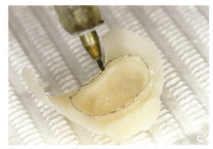

図1a〜c まず、圧排糸を巻いて生物学的支台歯形成を行う。あらかじめ模型上で削合した予想支台の上にプロビジョナルレストレーションの外形を製作しておく。この際、内面を事前にしっかり削合し、障害なくマージンの位置まで戻せるようにしておく。その後、筆を用いてトロトロの即時重合レジンを内面とマージン部に塗布し、ゆっくりと咬んでもらう。このことで、咬合面形態をなるべく崩さないでウォッシュできる。それを用いてウォッシュ後、マージンを鉛筆でマーキングする。

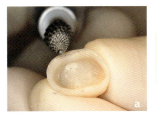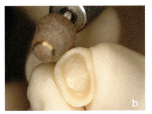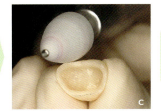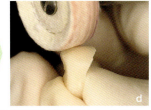

図2a〜d 余剰レジンをトリミング。鉛筆のマーキング部をわずかに残しながら、歯肉のサポートを意識した角度で調整していく。その後、通法に従い研磨する。

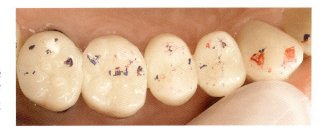

図3 これを順に行うことで、模型上で与えた咬合接触点をなるべく崩さないように製作できる。最後に臼歯部の側方干渉を調整していく。赤い咬合紙が側方運動時、青がICP。この患者はわずかに犬歯のⅢ級傾向があるため、側切歯と犬歯の近心斜面および犬歯の遠心斜面にガイドを与えてみた。その後、再評価で顎関節、補綴、歯等に問題が生じないか確認していく。

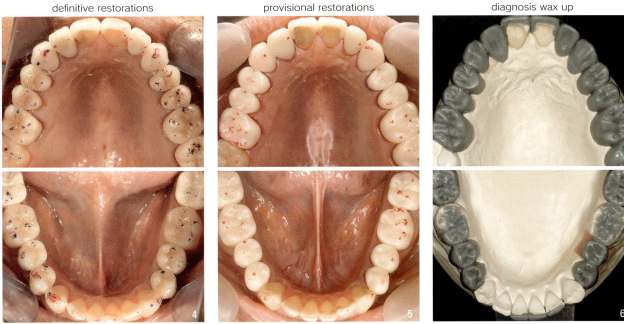

図4〜6 最終補綴物（definitive restoration）はプロビジョナルレストレーション（provisional restoration）からクロスマウントされる。そして、プロビジョナルレストレーションは診断用ワックスアップ（diagnosis wax up）から製作する。つまり、最初の診査・診断がもっとも重要な工程であると考える。プロビジョナルレストレーションの形態や咬合接触点が可能な限り最終補綴物に移行されているのがわかる。クロスマウントの方法については、**032**を参照されたい。

5. クラウン・ブリッジ修復編　3）プロビジョナルレストレーション

029 プロビジョナルレストレーションの装着方法

キーワード：プロビジョナルレストレーション、装着方法

Question
相談者：H. S. さん
32歳、開業 3 年

咬合崩壊が著しい60歳、男性の患者が、しっかりと噛めるようにしてほしいという主訴で来院されました。咬合を回復させるためにもプロビジョナルレストレーションを装着する必要がありますが、どこから手を付けてよいのかわかりません。手順を教えてください。

Answer

まずは手を付ける前に、しっかりと診査・診断をして治療計画を立てることが必要です。とくに顎関節の問題、顎位の偏位が認められる場合や咬合高径を変化させる必要がある場合、また、咬合平面のズレがある等、三次元的な修復治療が想定される場合は注意してステップを踏まなければなりません。やみくもに治療を開始してしまうと、かえって悪化する可能性があります。簡単なチャートをつくりましたので、それに沿って実際のケースをみていきましょう(図1)。

回答者

富施博介

Point 1　診断用ワックスアップの製作

プロビジョナルレストレーションを製作するにあたり、どのような治療をする必要があるか、模型上でワックスアップを行います。そうして最終的な形態（ゴール）を具現化することにより、治療計画の立案にも役立ちます。ワックスアップのポイントとしては、
❶咬合高径を上げる必要があれば、その分だけ挙上する
❷咬合平面の是正が必要あれば、顔貌写真を参考にする
❸欠損部がある場合は、ワックスアップを行う
❹歯の叢生がある場合は、矯正治療を検討してから行う
❺歯肉の量が足りない部位は、赤いワックス等を使う
❻全体的な形態や咬合関係を考えながら対応する
そのほか、必要な治療の可能性があればワックスアップを行うこととします(図2)。

実際のワックスアップは、できれば自分で行ったほうがよいですが、しっかりと指示書を添えて歯科技工士に依頼するのも1つの方法です。

Point 2　バーティカルストップをつくっておく

安定したプロビジョナルレストレーションを装着するには、まずはしっかりとバーティカルストップをつくることが重要です。もし欠損部がある場合は、なるべく早い段階でインプラントもしくはブリッジのプロビジョナルレストレーションを入れるようにします。図3の症例の場合、下顎右側に補強線を入れてロングブリッジのプロビジョナルレストレーションにして、インプラントの埋入と上部構造のプロビジョナルレストレーションが入るまでの短期使用として計画しました。

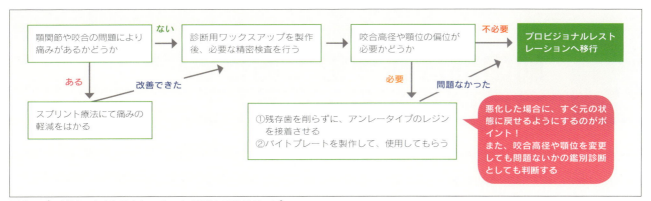

図1　プロビジョナルレストレーション装着までのステップ。

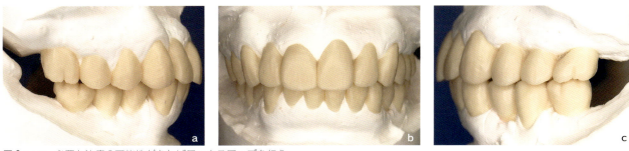

図2 a～c　必要な治療の可能性があればワックスアップを行う。

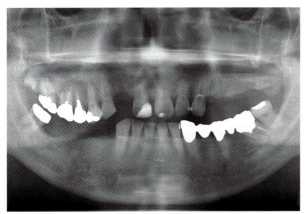

図3　当ケースに関しては、8｜は抜歯予定であったが、右側のバーティカルストップを確保するためのロングブリッジの支台として使い、インプラントの立ち上がりまで使用した。このように抜歯予定でも咬合回復をめざすために一時利用できることも検討する。

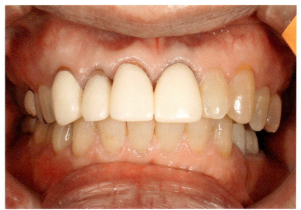

図4　プロビジョナルレストレーションをセットした直後。マージンを歯肉縁上に設定しているのがわかる。

Point 3　最初の支台歯形成は縁上で OK

　最初にプロビジョナルレストレーションを装着する際に、しっかりと歯肉縁下まで形成をする必要はありません。プロビジョナルレストレーションを装着して噛めるようにすることを目的として、歯肉縁上マージンでコアも暫間的に築造すれば問題ありません。プロビジョナルレストレーションの装着後に、必要に応じて根管治療やコア築造、歯周治療を行ってから再形成を行い、プロビジョナルレストレーションの調整を行うことが大事なポイントとなります。

　別のケースになりますが、最初は不適合補綴物とう蝕を除去して最低限の処置にとどめます。マージンを含めて極力歯質は残した状態で最初のプロビジョナルレストレーションに置き換えるのが大事なポイントです（図4）。

5．クラウン・ブリッジ修復編　3）プロビジョナルレストレーション

030 前歯部審美部位における プロビジョナルレストレーション

キーワード：前歯部審美部位、プロビジョナルレストレーション、調整方法

Question

相談者：H. U. さん
37歳、開業4年

33歳、女性の患者が前歯部をセラミッククラウンで修復予定で、現在はプロビジョナルレストレーションを装着しています。最終印象前のチェックすべきポイント、また、その部位の調整法を教えてください。

Answer

まずは1本単位で❹機能性、❺審美性、❻構造、❼生物学的な再評価を行います。複数歯の場合は、全体的な調和がとれているかなども評価します。その詳細を順番に解説していきます。

回答者
富施博介

Point 1　機能性と審美性の評価

機能性でチェックするポイントは咬合で、審美性では顔貌から線を引いたときのバランスを評価します。これらはプロビジョナルレストレーションの形態に左右されるところで、咬み合わせや見た目などはどうかなどを、患者からよくヒアリングしておくことが大事です。

咬合においては、しっかりと機能咬頭でコンタクトしているか、ガイドの際には適切な展開角になっているかなどを評価します。プロビジョナルレストレーションがよく脱離するようであれば、調整が必要です。

審美においては、まずは1|1の形態を注視します。この形態が決まれば、側切歯以降はバランスをみながら並べるだけで大丈夫だからです。評価するポイントとしては、

❶インサイザルエッジライン
❷顔貌と正中の平行性
❸咬合平面
❹ドライウェットライン

となります（図1～3）。

Point 2　構造と生物学的な評価を行う

構造は、支台歯の形成やマージン設定などを評価します。ブリッジの場合は平行性などをチェックします。とくに失活歯に関してはコアやフェルールが確保できているかを評価します。咬合の問題がないのにプロビジョナルレストレーションがよく脱離するようであれば、再支台歯形成やプロビジョナルレストレーションの再ウォッシュをして適合の調整をするべきです（図4、5）。

生物学的な評価としてめざすポイントとしては、歯周

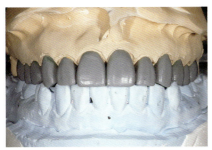

図1 診断用ワックスアップにて、審美の評価ポイント❶、❷、❸を合わせる。

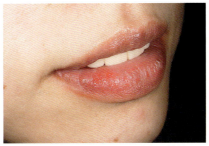

図2 ❹については実際に口腔内に装着してから評価を行う。

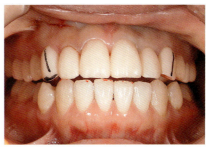

図3 咬合接触点の確認や、患者のインタビューで修正を行う。その際には、サインペンなどで直接書き込むと、狙ったとおりの調整ができる。

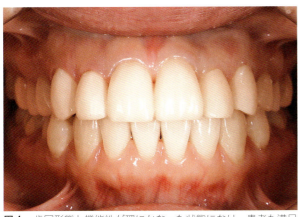

図4 歯冠形態と機能性が理にかなった状態になり、患者も満足できている状態。ここから、歯肉を経過観察しながら歯周組織やセメントの残留状態、脱離などの問題がないかを、反応をみながらフィードバックしていくことで、❻構造と❼生物学的な再評価を行っていく。

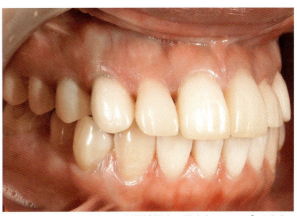

図5 このケースはすべて単冠補綴する予定なので、プロビジョナルレストレーションも単冠にしている。患者には最終補綴を想定して、デンタルフロスなども使用してもらい、歯肉の安定を待つ。

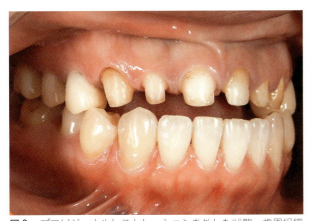

図6 プロビジョナルレストレーションを外した状態。歯周組織に炎症がみられない状況をつくる。目安としては、圧排糸を入れても出血せず、歯肉が鋭角に立ち上がっている状態である。

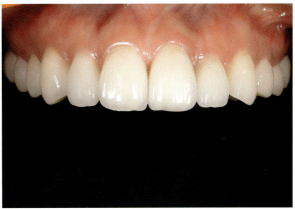

図7 最終補綴時。プロビジョナルレストレーションで仕上げた分だけ、最終補綴の機能性や審美性なども狙ったものがつくれる。

ポケットに印象のための圧排糸を挿入しても出血してこない状態です。そのためにも初期治療やプラークコントロールをしっかりと行い、マージンの形成をする時はしっかりと圧排糸を入れましょう。その際は、生物学的幅径を侵さないように注意します（**図6、7**）。

5．クラウン・ブリッジ修復編　3）プロビジョナルレストレーション

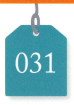

031 最終印象前の再評価

キーワード： プロビジョナルレストレーション、最終印象、タイミング

Question
相談者：S.U.さん
35歳、開業2年

フルマウスリコンストラクションを行い、全顎的にプロビジョナルレストレーションが入っています。最終印象のタイミングとしては、どの程度待ったほうがよいですか？

Answer

プロビジョナルクラウンが機能的にも問題がなく、審美的にも患者が満足する状態にあり、かつ歯周組織に炎症が起きていないかを再度確認して印象するべきです。確実な印象採得を行うためにはいくつかのポイントがあります。

回答者

西 耕作

Point 1　修復範囲はどれくらいなのか？

修復する歯の数が少なく機能診査面で問題がなければ、プロビジョナルクラウンを再評価し、印象を行っても問題が生じません。しかし、広範囲にわたる修復治療であれば治療計画時を立案する際、ICPと顆頭安定位にズレが生じていないかを確認する必要があります。そのうえで適正な咬合高径を決定し、同時にアンテリアガイダンスを適正に与えなければなりません。アンテリアガイダンスを改善する場合、切歯路角や犬歯路角を決定し、そこから大臼歯に至る展開角が適正であるかどうかも併せて確認するべきです。

審美修復治療ではワックスアップを行いプロビジョナルレストレーションを製作する際に顔貌などから中切歯のポジション・咬合高径を評価し、また下顎位も仮想顆頭安定位を求めて行わなければ、結局、装着後の調整に多大な時間を費やすことになります。

Point 2　つねに再評価する項目を確認する

咬合高径や顎位が変更されたプロビジョナルクラウンを装着した場合、機能面、構造面、生物学的な面、審美面など、印象の前に再評価を行う必要があります。機能面では咬合高径の確保、顎位の安定、アンテリアガイダンス、バーティカルストップ、発音等、構造面では支台歯のフェルールや生活反応の有無、破折の有無等を、生物学的面では歯の動揺度、歯周組織の炎症の有無、根管内の状態の把握等、そして、審美面ではとくに顔貌から

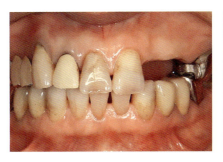
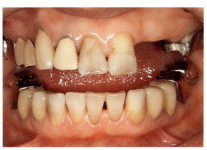

図1 60代、女性。前歯部の欠損のため、咬合再構成を行う計画。
図2 開口した状態で形態や平面が良好ではないことがわかる。

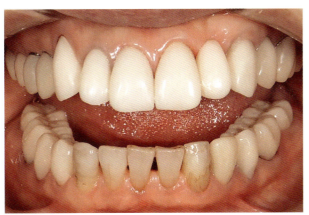

図3 プロビジョナルレストレーションの状態。この際、重要なことは装着後に最終補綴に向かい進化させることで、再評価ポイントをつねに考えていくべきである。

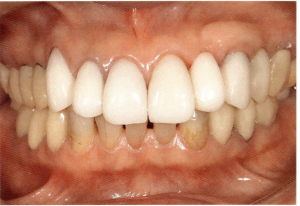

図4 歯肉圧排と同時にリマージングを行い、歯肉の反応をみていく。顔貌との関係も患者の希望を考慮して修正を加える。

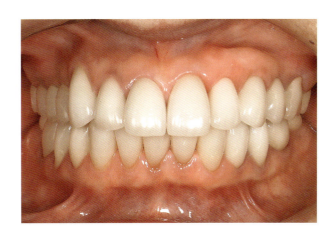

図5 プロビジョナルレストレーションの形態、機能面(切歯路角、犬歯路角、臼歯部の移行的な展開角)、審美面、生物学的な面を網羅して印象採得を行い、最終補綴物を装着した。

みた歯のポジション、歯頸ライン・切縁ライン、咬合平面など、さまざまな評価項目があります。

歯科医師・歯科技工士はこれらの情報を共有すべきであり、そのなかで形態や色調は患者の希望も考慮しなければ良好な結果は得られないのです。

Point 3　神経筋機構の反応をみるのには期間が必要

広範囲の修復物を装着する場合や、咬合高径の改善、顎位のズレがある患者に対する治療を行う場合は、神経筋機構が安定しているかを確認する必要があります。これには、3か月以上プロビジョナルクラウンを装着して問題が起こらないか否かを評価しなければならないのです。

また、プロビジョナルクラウンを装着して以降は、歯周組織に問題がないか、脱離や咬耗、セメントのウォッシュアウトなどがないかの確認も重要になってきます。最終補綴と同様なスプリンティングをプロビジョナルクラウンで行い(単独補綴か連結補綴)評価することで、治療後に大きなトラブルが発生することも少なくなります。

5. クラウン・ブリッジ修復編　3）プロビジョナルレストレーション

032 クロスマウントプロシージャーとシークエンシャルセメンテーション

キーワード： プロビジョナルレストレーション、クロスマウントプロシージャー、シークエンシャルセメンテーション、最終補綴

Question
相談者：B. Y. さん
30歳、勤務医

咬合再構成の際に、「プロビジョナルレストレーションで煮詰めた形態を最終補綴に移行する」とよく聞きますが、どのようにしたらよいですか？

Answer

プロビジョナルレストレーションには、切縁の長さ、咬合平面、咬合高径、咬合様式、歯の形態等を煮詰めた、機能や固有の習癖が映しだされます。これらの情報は、できる限り正確に最終補綴に反映しなければいけません（図1a、b）。あらゆる情報を移行する方法として、「クロスマウントプロシージャー」、「シークエンシャルセメンテーション」があります。それぞれの術式の特徴は、「クロスマウントプロシージャー」は一括で行えるため時間が短縮できる反面、術式が困難で卓越した技術を要します（テクニカルエラーを生じやすい）。「シークエンシャルセメンテーション」はブロックごとに行うため、簡便でそのつど調整が行えますが、期間を要する間にプロビジョナルレストレーションが擦り減り、結果的に誤差が生じます。本項では、「クロスマウントプロシージャー」について解説します。

回答者
中村茂人

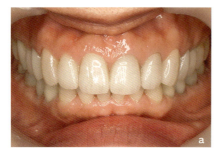 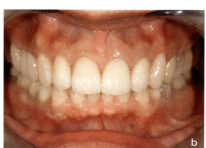

図1a 患者の審美性、機能性、快適性を考えた最終プロビジョナルレストレーション。3+3以外はすべてプロビジョナルレストレーション。切縁の長さ、咬合平面、咬合高径、切歯路角や咬合様式、歯の形態などを確認している。
図1b クロスマウントプロシージャーにより最終的な補綴物を装着。プロビジョナルレストレーションの情報が最終補綴に反映された。

Point 1　クロスマウントプロシージャーの方法と手順

クロスマウントプロシージャーで咬合器に口腔内を再現するために必要な資料をすべて提示すると、
❶上下顎のスタディモデル
❷フェイスボウトランスファー
❸最終プロビジョナルレストレーションにおける中心咬合位（以下、ICPと略）と中心位（以下、CRと略）でのシリコーンバイト
❹最終プロビジョナルレストレーションにおける側方運動時チェックバイト
❺最終プロビジョナルレストレーションの顎位での支台歯レベルのバイト（下顎のみのプロビジョナルレストレーションを外したときのものと上下顎ともに外したときのもの）
❻上下顎の支台歯レベル（すべてのプロビジョナルレストレーションを外した）でのシリコーン印象
❼顔貌写真

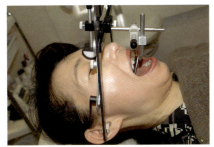
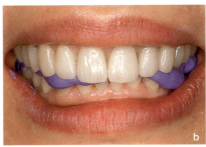
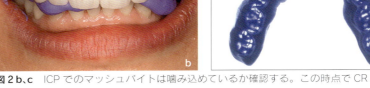

図2a　クロスマウントプロシージャーは、煮詰めたプロビジョナルレストレーションを最終補綴に再現することが目的である。そのため、フェイスボウトランスファー、上下のスタディモデルから採得を行う。

図2b、c　ICPでのマッシュバイトは噛み込めているか確認する。この時点でCRとICPが早期接触なく一致していることが重要。

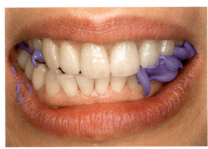
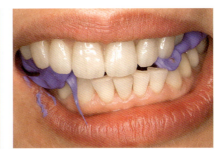

図2d、e　左右側方チェックバイト。これに加えて、前方チェックバイトも採得し、それらを半調節性咬合器上に移し替えて顆路角、イミディエイトサイドシフトの量を決定する。設定方法については、各社の咬合器の術式に従う。

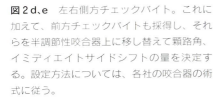
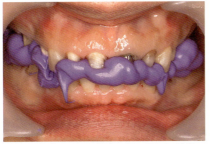
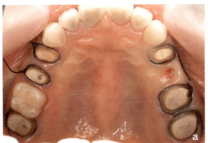

図3　3ブロックに分けて互い違いに前歯、臼歯をブロックごとにプロビジョナルレストレーションを外しながらバイト材を流し、最後に上下を同じように互い違いに外し、3ブロックに分けてバイト材を流す。それらを最後につなげていく。写真はすべて外したときの状態。ズレが生じていなければ、プロビジョナルレストレーションでの下顎位や咬合高径と一致しているはずである。そのつど撓むほど強く噛みすぎず、かつ浮かないようにするのがポイント。

図4a、b　最後に2重圧排法を用いて、すべてのプロビジョナルレストレーションを外した状態で支台歯レベルの精密印象を行う（aは、前歯部プロビジョナルレストレーションを口腔内に戻しているときの写真）。その際に審美領域である上顎前歯部は、歯肉の倒れ込みを防ぐためにプロビジョナルレストレーションを戻しておき、先に臼歯から圧排コードを巻いていく。この後前歯部も外して圧排を行い、印象は一括で行う。本数が多い場合は、慣れている歯科医師2名がインジェクションタイプの印象材を用いて左右から同時にマージンから流し始め、タイミングを合わせて介補がヘヴィボディをトレーに盛り上げる。もし、一括で行うのが難しいと判断した場合、シークエンシャルセメンテーションとして数回に分けて印象採得を行う。

となります。

そして、手順としてはプロビジョナルレストレーションを装着したままの模型の印象、ICPでのマッシュバイト、CRバイト、チェックバイト、フェイスボウトランスファーの採得（図2a〜e）→下顎のプロビジョナルレストレーションを前歯と臼歯3ブロックに分けて互い違いに外した際のそれぞれのバイトの採得（撓まないように片側ずつ順に採得する。事前に、浮かないようにかつ最大限で噛みしめすぎないように何度も練習しておく）→同じように上下を外した際のバイトの採得（図3）→上下の支台歯のシリコーン印象（図4）の手順で行います。バイトの採得は、それぞれ互い違いにプロビジョナルレストレーションで噛ませながらブロックごとに外して、ズレないようにします。

ここで❸の目的ですが、パナデントの咬合器には、顎関節レベルでのICPとCRのズレが確認できるAPIシ

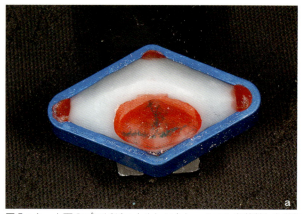 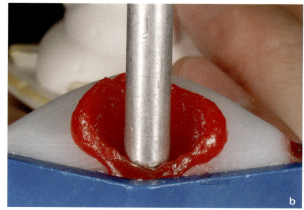

図5a、b 上下のプロビジョナルレストレーションを装着した状況で、インサイザルテーブルにパターンレジンを盛り足し、硬化するまで咬合器のインサイザルピンをあちこちに動かす。過保障を考えた、顆路角とイミディエイトサイドシフトの設定のなかで行うことで、カスタムインサイザルテーブル上にプロビジョナルレストレーションの動きが再現される（原宿補綴研究所：紺野勝司氏のご好意による）。

ステムがあります。最終プロビジョナルレストレーションの与えた咬合が、安定した下顎位で噛めているかを確かめる目的で行います（**図4**）。また、❹の目的は、患者固有の咀嚼経路を映しだされたプロビジョナルレストレーションからの移行において、咬合器上で顆路角とイミディエイトサイドシフトの量を決定する際に用います（咬合器により操作方法は違います）。そしてクロスマウントプロシージャーの最大のメリットはカスタムインサイザルテーブルの製作にあります。

Point 2 ▶ カスタムインサイザルテーブル

　プロビジョナルレストレーションは、通常アクリリックレジンで製作されており、患者固有の顎運動の軌跡が反映された、最高の運動記録です。しかし、最終補綴は当然のことながら支台歯上で製作するわけですから、咬合器上に記録を残す方法が必要です。それがカスタムインサイザルテーブルです（**図5**）。

5．クラウン・ブリッジ修復編　3）プロビジョナルレストレーション

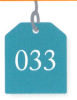

033 プロビジョナルレストレーションの製作法

キーワード：診断用ワックスアップ、直接法、間接法

Question
相談者：N.H.さん
27歳、勤務医

プロビジョナルレストレーションには、どのような製作方法があるのでしょうか？

Answer

プロビジョナルレストレーションとは、最終補綴装置に付与すべき形態および機能を、実際の口腔内で事前に大まかに再現させるための修復物です。その意味で、よく使用されるテンポラリークラウン（暫間修復物）とは大きく異なる役割を果たします。プロビジョナルレストレーションの製作法は、チェアサイドで行う直接法と、チェアサイドあるいはラボサイドで行う間接法の二通りがあります。本項では、その概要を述べたうえで、間接法による二通りの製作法を図解していきます。

回答者
山﨑 治

Point 1 診断用ワックスアップがそのスタート！

プロビジョナルレストレーションの製作は、いずれの製作法を用いるにせよ、診断用ワックスアップの製作から始めていきます。

診断用ワックスアップは、補綴治療を行うのであればその範囲を問わず、たとえ1本であっても本来必要になる治療工程であり、これがプロビジョナルレストレーションの製作にも生かされることになります。

具体的には、咬合器に研究用模型を装着し、その症例で行うであろう補綴方法を想定しつつ、歯冠外形をワックスで回復させて製作していきます（**図1、2**）。

Point 2 直接法

直接法は、前項で述べた診断用ワックスアップの歯冠外形の型をシリコーンパテを用いて採り、その陰型部に即時重合レジンを流し込み、これを口腔内に直接圧接する方法です。口腔内に直接圧接するため、間接法と比較して内面の適合性に優れる利点があります。しかし、シリコーンパテを口腔内に正確に復位させることが難しかったり、圧接時の力の掛け方によっては浮き上がりが生じやすいという欠点もあります。また、支台歯にアンダーカットがある場合、撤去のタイミングを誤る（完全硬化させてしまう）と撤去できなる恐れもあります。

直接法は簡便で、日常臨床では多く使用されている方法ですが、これを精度高くこれを製作するには実はテクニックセンシティブな方法だといえます。

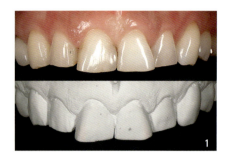
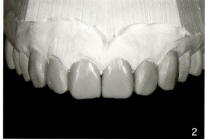

図1、2　間接法①。術前の口腔内正面観および研究用模型と診断用ワックスアップ。その症例で行うであろう補綴方法を想定し、機能的、審美的要件を満たせるように石膏の削合・ワックスの添加を行い、ワックスアップを行う。

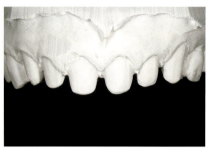
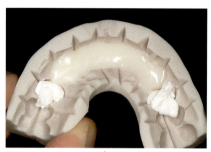
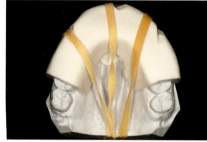

図3　ワックスアップに使用した模型を、最終的な支台歯形成の形態を予測して削合していく。

図4　ワックスアップを行った模型の歯冠外形をシリコーンパテで圧接し、その陰型部に練和法によるレジンを流す。

図5　図3の模型に図4のシリコーンを圧接する。間接法ならば、ここで加圧重合を行い、修復物の物性を向上させることも可能である。

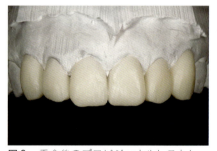
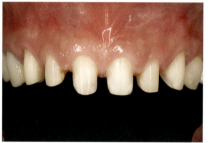
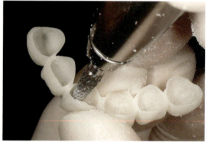

図6　重合後のプロビジョナルレストレーション外形。その内面はシェル状で、この方法では、その後、口腔内の形成された支台歯との内面を適合させていく。

図7　支台歯形成後の口腔内。当然、図3の模型上での疑似的な支台歯とは形態が異なる。

図8　図6の修復物の内面調整。ここでいかにシーティングさせるかで、その後の精度が変わってくる。

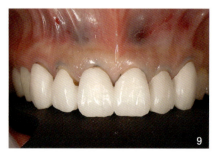
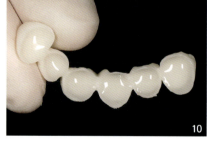

図9　図8の修復物が口腔内の支台歯に抵抗なく入り、かつ修復物と支台歯の歯頸部ができるかぎり合うように、内面調整を重ねる。

図10　修復物内面にフローの良いレジンを満たす。

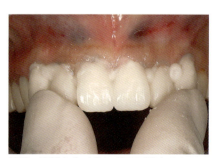
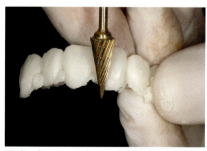
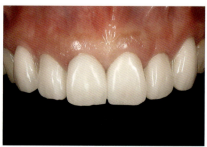

図11　適切なタイミングで口腔内でウォッシュする。この際、浮き上がらないように圧接する。

図12　ウォッシュ後は、余剰部分のトリミングを行う。

図13　完成し、口腔内装着後のプロビジョナルレストレーション。図1と比較されたい。

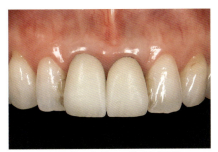

図14　間接法②。術前の口腔内正面観。

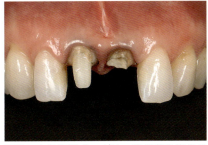

図15　支台歯形成。1|は、要根管治療歯のため、ポストタイプの形成とした。

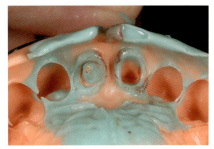

図16　グロスプレパレーションが終了したらその場で印象採得を行う。

図17　パラフィンワックスでブロックアウトを行い、レジン分離材を塗布する。

図18　圧接を行う。歯科技工所にプレッシャーポット等があれば、さらなる物性の向上が期待できる。

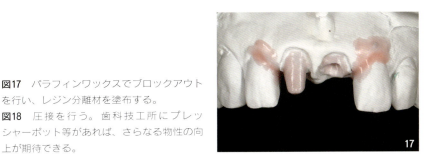

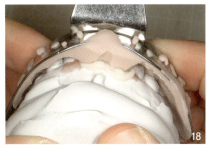

図19　完成した模型上のプロビジョナルレストレーション。実際に支台歯形成を行い印象採得された模型に対しての圧接となるので、ウォッシュの必要もなく、レジンの収縮を修正するリマージニングを行えばよい。

図20　完成し、口腔内装着後のプロビジョナルレストレーション。

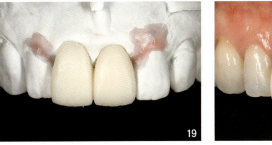

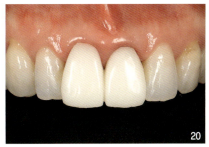

Point 3　間接法

　間接法は、シリコーンパテにレジンを流し込むところまでは直接法と同じ操作を行いますが、その後はそのパテを模型に圧接し、模型に対してこれを製作してきます。間接法は加圧重合を行うことで気泡の混入をより少なくし、堅牢に製作することが可能で、また歯科技工士に製作を任せることもできるなど、直接法にはない利点があります。

　ただし、その模型は、「❶疑似的に支台歯形成を行ったもの」（図3〜13）か、あるいは「❷実際の支台歯形成後の模型」（図14〜20）である必要があります。また、❶はその口腔内装着時に実際の支台歯形成後の支台歯形態との差を埋めるべく、ウォッシュ（レジンを盛り足す）を行う必要があり、そのために直接法と同様、正確な復位が難しいという欠点があります。❷は、事前に支台歯形成を行っていなければ適応できません。

Point 4　長短を踏まえて使い分けよう！

　上述した各製作法の長短踏まえ、チェアタイムや院内技工の有無、あるいは術者や患者さんの事情などによって使い分けられることが理想的です。また、即時重合レジンとひと口にいっても、その材料特性は製品ごとにさまざまであるため、使用する製品の特性をよく把握しておくことも、その精度向上には重要でしょう。

5. クラウン・ブリッジ修復編　3）プロビジョナルレストレーション

034 プロビジョナルレストレーションの材料は何がよい？

キーワード：筆積み法、練和法、コンポジット系レジン材料

Question
相談者：E. E. さん
35歳、開業1年

即時重合レジンでプロビジョナルレストレーションを製作・装着しましたが、歯ぎしりが強い患者はすぐに摩耗してしまいます。どうすればよいですか？

Answer

インプラント治療や矯正治療を含む包括的な全顎治療の場合、プロビジョナルレストレーションが年単位の装着になる症例もあります。また、少数歯の補綴治療においても長期経過を要する症例も多々あります。このような長期経過中のプロビジョナルレストレーションの変色や摩耗は、歯科医師を悩ませることが多いと思います。とくに咬合力が強い患者やパラファンクションの既往がある患者は、期間問わず著しく摩耗するケースも散見されます。このような即時重合レジンの咬合面の摩耗の対応策を解説します。

回答者

山﨑 治

Point 1　即時重合レジンの特性を理解しよう

製作法の詳細は 033 を参照していただくとして、間接法を例に挙げると、まず診断用ワックスアップを行い、シリコーンパテ等で模型を圧接して鋳型を製作後、即時重合レジンを練和して流し込むか、筆積みで鋳型内へレジンを填入します。レジンの填入には筆積み法と練和法がありますが、以下のような違いがあります。

適合性つまり重合収縮の大きさでは、筆積み法は、少量ずつ混和が行われて重合収縮が遂次補完されているのに対し、練和法は、一度に重合が行われるので全収縮が一度に現れます。よって筆積みのほうが有利と考えられています。

強度については、正しく筆積みされたとき（気泡を混入させない、粉液比を安定させる）と練和法（粉液比を規定通りに練和）では差はありません。留意点として、両方法でも液の比率が多い状態では、重合収縮も大きくなり、適合性も低くなります。優れた物性を最大限発揮させるためには、正しい粉液比で練和することが重要となります（図1）。また、重合の最適条件としては50℃程度の温度が有利といわれています[1]。よって、重合時に温浴下でプレッシャーポットを活用することで、適正な温度下で加圧による気泡の混入が防げるので、さらなる物性の向上が期待できます。これは間接法での製作のみでかつ設備がある場合に限られますが効果的な方法です（図2）。また、各社から発売されている粉材への無機あるいは有機フィラーの添加しているレジンを使用するのも耐摩耗性を向上させる1つの方法でもあります（図3a、b）。

図1 即時重合レジンの一例(ユニファーストⅢ：ジーシー)。セット内に練和法用に液と粉を計量するものがあり、適正な比率で練和することが基本となる。
図2 プレッシャーポット。圧を加えることによって緊密な硬化体が期待できる。間接法という制限と設備投資が必要になるが、物性を向上させる方法の1つである。

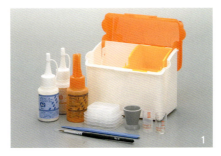
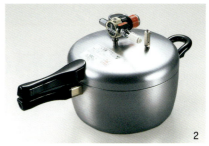

図3 a、b 有機・無機フィラーの配合されているレジンの一例。a：プロビナイス(松風)、b：プロビスタ(サンメディカル)。

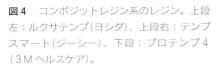
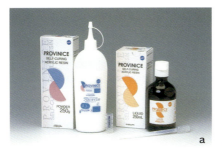

図4 コンポジットレジン系のレジン。上段左：ルクサテンプ(ヨシダ)、上段右：テンプスマート(ジーシー)、下段：プロテンプ4(3Mヘルスケア)。
図5 マトリックスへレジン挿入時の写真。図のようなロングスパンの症例でも気泡もなく一定の練和状態で素早くレジンを盛り上げることが可能である。

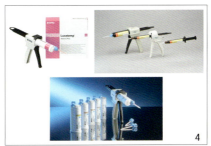
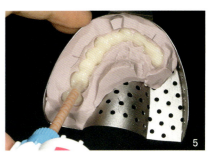

Point 2　コンポジット系材料を使用してみましょう

　即時重合レジンをいくらていねいに製作してもやはり耐摩耗性には限界があります。また長期使用での吸水による変色や着色等の審美的問題がありました。近年、このような問題を解決したオートミキシングタイプのプロビジョナルレストレーション用レジンが発売されています(図4)。各社主成分は異なりますが、コンポジットレジンをベースとしているのが特徴です。利点としては、❶優れた審美性、❷長期使用に耐えうる強度、❸操作性の向上が挙げられます。マイクロフィラー含有により優れた表面性状を有することで、吸水性も低く長期使用による変色も軽減され、プラークの付着も少なくなります。当然ですが、即時重合レジンと比較して、破折強度、曲げ強度ともに向上し、耐摩耗性に優れ、オートミキシングタイプにより均一な物性が得られ、最適な練和状態で流し込むことができます。また、即時重合特有の臭いも軽減されています(図5)。留意点として、審美性や耐摩耗性は申し分ないのですが、硬度が向上しているため、たわみが即時重合レジンと比較すると低いため、臨床的にはクラックや破折のリスクがあります。あまりロングスパンのブリッジや延長ポンティックには注意が必要です。

参考文献
1. Ogawa, T Arizawa. S Tanaka, M et al: Effect of water temperature on the fit of provisional crown margins during polymerization, J Proshtet Dent 1999；82：658-661.
2. 前田芳信，十河基文，松田信介，佐藤琢也，堀坂充広，三浦治郎，佐藤元，古沢美代，堅田千種．臨床で材料を生かすための基本事項―常温重合レジン編．QDT 2003；28：1314-1321.

5. クラウン・ブリッジ修復編　4）印象採得

035 印象材の特徴と使用方法、個人トレーの必要性

キーワード： 印象材、個人トレー

Question　クラウンの印象の際、どのような印象材を使用していますか？　また個人トレーは必要ですか？

相談者：C. F. さん
30歳、勤務医

Answer　歯周組織と調和した予知性の高いクラウンブリッジの製作のためには、歯周組織がダメージを受けないレベルの支台歯とクラウンの適合精度、歯根面からの適切なエマージェンスプロファイル、そして歯周組織に調和したクラウンカントゥアの再現が不可欠です。そのためにはフィニッシュラインだけでなく、歯肉縁下である歯根面の印象、軟組織の印象をも確実に採得する必要があります（**図1、2**）。そのポイントを学んでいきましょう。

回答者

加部聡一

Point 1 ▶ 技術の向上と同時に印象材の選択が重要

　審美修復治療においては、歯肉縁下まで形成を行うことが多いですので、フィニッシュライン下に入り込んだ印象材がちぎれないものを選択しなくてはなりません。また練和が容易であり、味や臭いがなく、作業時間が長く、硬化時間が短く、親水性があり、撤去が容易であり、寸法変化が少なく、石膏注入までの時間も長く、コストも安価であるという特性を筆者は求めます。

　このことから、印象材はラバー印象材のなかから選ぶことになります。ポリエーテルラバー印象材は親水性が高い印象材であり、単一印象法で印象します。従来のものは硬化後に非常に堅くなるため、印象の撤去がしにくかったのですが、インプレガムペンタソフト（3Ｍヘルスケア）は印象材特有の臭いも少なく、弾力性に富むので使用しやすい印象材です。フュージョンⅡ（ジーシー）はシリコーン印象材とポリエーテルラバー印象材を配合させた印象材で印象精度と親水性を両立させています。付加型シリコーン印象材はトレーマテリアル（ヘビーボディ）とウォッシュマテリアル（レギュラーボディ・ライトボディ）で連合印象を行います。筆者は超親水性のアクアジルウルトラ（デンツプライ三金：**図3、4**）、インプレガムペンタソフト（3Ｍヘルスケア：**図5**）、超親水性でセルフウォーミング機能がついたインプリント4（3Ｍヘルスケア：**図6**）を使用しています。

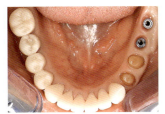
図1　印象前の口腔内。

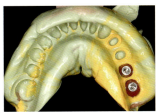
図2　歯肉縁下までの支台歯印象。

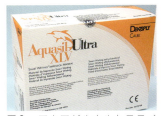
図3　アクアジルウルトラライトボディ。

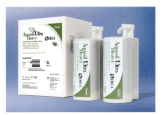
図4　アクアジルウルトラヘビーボディ。

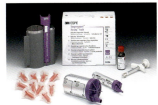
図5　インプレガムペンタソフト。

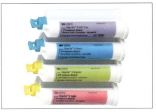
図6　インプリント4。

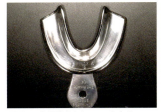
図7　金属製リムロックトレー。

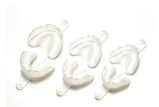
図8　プラスチック製トレー。

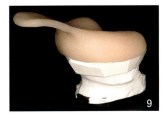
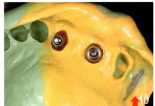

図9　各個トレー。
図10　第二大臼歯の遠心のトレーの形態がポイント。

Point 2　トレーは軸方向から急がずにゆっくりと挿入が鉄則

　テクニック上のポイントとしては支台歯にウォッシュマテリアルの印象材を流し、トレーマテリアルを盛ったトレーを挿入して印象を行いますが、その際、歯軸方向から急がずにゆっくりと挿入すると印象材どうしのなじみがよくなります。急いでトレーを挿入すると印象材どうしの間に気泡が入ることがあります。

Point 3　十分な強度をもった各個トレーが望ましい

　印象用トレーの種類には、金属製トレー（**図7**）、ディスポーザブルのプラスチック製トレー（**図8**）、各個トレー（**図9**）があります。付加型シリコーン印象材やポリエーテルラバー印象材は、アルギン酸の印象材に比べて硬化すると非常に堅くなります。撤去時の変形を防ぐためには、十分な強度をもったトレーを選択しないといけません。基本的には印象材の量が少ないほど印象の精度は向上し、撤去時の応力も少なくなりますので、多数歯にわたる印象や複雑な症例では各個トレーが推奨されます。各個トレーを変形させないためには、2〜3mmの十分な厚みのあるトレーの製作が必要であり、通常、即時重合レジンを用います。印象材のスペースを均一にとるために2〜3mmの厚みのスペーサーを置きます。トレーのマージンは遊離歯肉縁から5mm根尖側に設け、大事な部分である最後方部は最後方歯より遠心3mmのところまで延長します。これは印象材が遠心方向に流れてしまうのを防ぎ、適切な圧をかけるためです（**図10**）。また、非機能咬頭にストッパーを3か所置くことにより、印象時に均一な印象材の厚みを得られると同時に、安定した保持が得られます。印象材の歪みの防止のために硬化まで術者はトレーを保持していなくてはなりませんのでストッパーがあると安定した保持が行えます。

　通常の印象でしたら、金属製の既製トレーは十分に強度があるために問題ありませんが、ディスポーザブルのプラスチックトレーはさまざまな厚みのものがあり、薄い場合には変形しやすいので注意が必要です。

参考文献
1．山﨑長郎．審美修復治療．複雑な補綴のマネージメント．東京：クインテッセンス出版，1999．

5．クラウン・ブリッジ修復編　4）印象採得

036 印象採得時の出血および滲出液のコントロール法

キーワード：圧排糸、止血剤

Question
相談者：W. W. さん
31歳、開業2年

印象直前に圧排糸を外したら出血が認められることがありました。圧排糸の太さや圧排方法に問題があった可能性があります。適切な圧排糸の種類、圧排方法の選択の仕方を教えてください。また、出血がみられた場合の対処方法も教えてください。

Answer

印象採得時の出血および滲出液のコントロールは重要で、正確な印象採得には必要不可欠です。出血の原因は大きく2つあり、1つは印象採得のタイミング（時期）の問題です。これは、不良補綴物や支台歯形成に起因する炎症が残っている場合で、プロビジョナルレストレーションを調整し、印象採得可能なレベルまで歯肉を整える必要があります。2つ目は、圧排の操作自体の問題で、圧排方法が不適切な場合に起こります。以下、圧排方法、圧排糸の種類等について解説します。

回答者
松本和久

Point 1　歯肉のバイオタイプを見極める

　歯肉のバイオタイプは、大きく thin scalloped type と thick flat type の2つに分けられ、それぞれの特徴に合わせた圧排操作を行う必要があります。

　thin scalloped type は、唇側歯肉中央と歯間乳頭頂との高低差が大きいタイプを指し、歯肉は薄く繊細な特徴があり、当然、圧排操作を慎重に行うことが必要です。生物学的幅径は、平均的な歯肉溝よりも浅い傾向があるため、2重圧排法が困難な場合もあります。

　thick flat type は、唇側歯肉中央と歯間乳頭頂との高低差が小さいタイプを指し、歯肉は厚く、生物学的幅径は平均的な歯肉溝より深い傾向があるため、2重圧排法が可能なケースが多くなります。

Point 2　dento-gingival complex を考慮する

　健康な歯肉であっても歯槽骨頂から辺縁歯肉までの距離は異なります。normal crest が3mm であるのに対し、それ以下を high crest、それ以上を low crest と分類します。high crest は歯肉溝が浅く2重圧排法が困難であり、low crest は歯肉溝が深く2重圧排法が可能なケースが多くなります。これは患者ごとに分類されますが、1歯単位の分類にも用いることができ、唇側は high crest、隣接面は low crest と分類することができ、つまり、歯肉縁下のフィニッシュラインの位置にもよりますが、隣接面部だけを2重圧排する方法も選択できます。

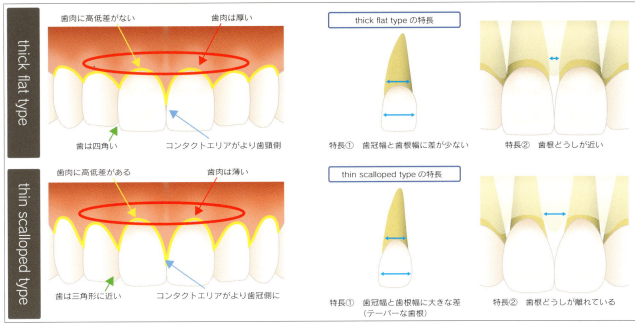

図1 歯肉のバイオタイプ。

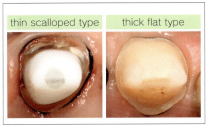

図2 一次圧排後、thin scalloped type は歯肉溝が浅く、thick flat type に比べてコードが確認できる。

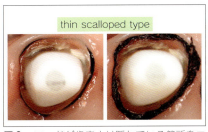

図3 コードが歯肉より隠れている箇所を二次圧排。

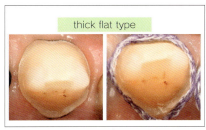

図4 一次圧排コードが、ほぼ全周隠れているため、全周に二次圧排を行う。

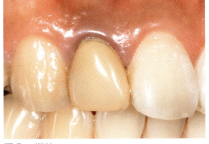

図5 術前。

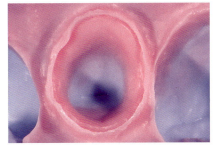

図6 印象。

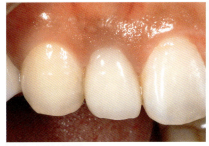

図7 最終補綴物。

Point 3　圧排コードの選択、および薬材の併用

　歯肉圧排の目的は、フィニッシュラインおよびその直下の歯根面の印象採得を行うため、支台歯から辺縁歯肉を離すためです。このとき、歯肉溝からの出血・滲出液を抑えなければ、印象材が行きわたることができず正確な印象採得ができません。そして、歯肉圧排において重要なことは、できるだけ歯周組織に対して損傷を与えないことです。つまり、圧排コードが歯肉溝底部を超えて上皮付着まで侵入しないように挿入圧に気をつけ、太すぎるコードを入れて上皮付着を剥がさないようにすることが重要です。細めのコードから使用し、圧排が不十分であるときは太めのコードに交換するか、不十分な部位のみ複数本挿入することで、歯周組織に損傷を与えないように心掛けましょう。

　再治療の症例等で、フィニッシュラインの位置が歯肉縁下深くに設定されている場合や、炎症のコントロールが困難な場合に薬剤の併用が望ましいでしょう。薬剤の主成分は収斂薬で、出血や滲出液を抑えることができ、正確な印象採得に有効です。使用時の注意点としては、薬剤が歯肉溝内に残留しないようによく水洗することが挙げられます。

5．クラウン・ブリッジ修復編　4）印象採得

037 支台歯形成後の印象

キーワード：支台歯形成、印象

Question
相談者：W. Y. さん
37歳、開業5年

支台歯形成を行った後、いつ印象を行えばよいですか？　当日でも問題ありませんか？　配慮すべき内容を教えてください。

Answer

支台歯形成後、プロビジョナルレストレーションを装着してチェアサイドで生体の反応をみながら機能面、審美面の再評価を行ったのち、歯周組織の健康な状態下で印象に移るのが一般的です。しかし、時間制約や各事情により形成当日に印象を採らなければならない場合、最低限、以下のことを順守する必要があります。
❶印象時の歯肉、歯周組織に炎症がないこと
❷形成前に圧排コードを挿入後に形成を行うこと（歯周組織へのダメージを最小限にする）
❸とくに歯間乳頭に対しては考慮すること（一度ダメージを与えると回復しずらい）
❹dento-gingival complex のセオリーを考えて形成すること（ダイジェスト、20ページ参照）
　上記が満たされない場合は、通法にのっとりプロビジョナルレストレーションにて再評価を行ったうえで最終印象と考えます。本項では一般的な印象までのステップについて解説します。

回答者

西 耕作

Point 1　歯周組織に炎症はないか

　最終補綴への過程のなかでは、支台歯形成をいつ行うかが重要になってきます。プロビジョナルレストレーションを装着する際に歯肉に炎症がある場合や、生活歯を形成する場合は、はじめから歯肉縁下にフィニッシュラインを設定せず、歯肉の炎症のコントロールをしっかり行い、また露髄しないように歯髄の反応をみながら歯肉縁下に形成する必要があります。
　歯肉縁下の形成は圧排糸を挿入して行いますが、炎症がある状態での圧排糸の挿入は出血等で印象が精密に採りづらく、予後も歯肉の退縮や発赤の原因になることも多くあり、推奨できません。

Point 2　歯肉のバイオタイプは

　歯肉縁下の形成を行う場合、歯肉のバイオタイプ（thin scalloped、thick flat）の診断も重要です。歯肉の薄いエリアの形成は、炎症や退縮が起きやすいため、とくに注意が必要です。
　形成時は圧排糸を歯肉溝内に挿入していきますが、この操作は一次的に組織の侵襲を起こします。圧排糸を必要以上に深く挿入したり、形成が縁下に必要以上に入り込まないように注意しなければなりません。

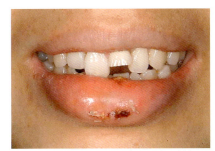
図1 初診、外傷により1⏌脱臼、⏌1破折。

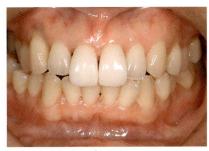
図2 歯肉も炎症があるため、フィニッシュラインを歯肉縁下に設定せずにプロビジョナルレストレーションの外形の調整を行う。

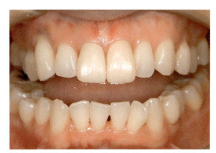
図3 炎症がとれたのち圧排コードを挿入して形成。その後にリマージングを行うが、鼓形空隙は詰めすぎないように注意する。

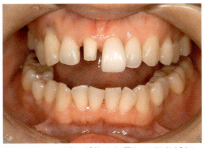
図4 リマージング後1か月して炎症がないことを確認して印象を行う。隣在歯を1つ残してコンタクトポイント、切縁、軸面の参考になる模型も渡すと歯科技工士は参考にしやすい。

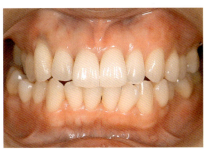
図5 最終補綴物装着(歯周組織への炎症はみられない)。

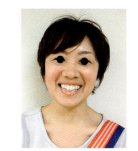
図6 顔貌との調和もとれている。

Point 3 リマージングの重要性

　形成当日に歯肉圧排・印象採得を行うと炎症のない歯肉であっても、形成の深さや修復物の歯肉縁下の形態によっては修復物装着後に満足できる結果が得られない場合があります。

　たとえば0.5～1.0mmの圧排糸を使用した場合、歯肉は約1mm根尖側に移動します。歯肉縁下のエリアに対して支台歯形成を行い明瞭なフィニッシュラインを付与した後、プロビジョナルレストレーションのリマージングを行わなければなりません。一次的に圧排され、根尖側に移動されたエマージェンスプロファイル周囲をリマージングする際に、空隙を埋めようとして強い豊隆を与えてしまったり、コンタクトポイントを歯間乳頭を圧迫した形にしてしまうと、最終補綴物装着時に炎症が残る結果となってしまいます。

Point 4 最終形成後はプロビジョナルレストレーションを装着して観察する

　リマージングを行った後、約2～3週間は経過観察を行い、再評価後に印象採得を行うことをお勧めします。健康な歯肉の場合はすぐに回復してきますので、再度、圧排糸を慎重に挿入して行うと正確でかつスムーズに印象採得できます。

Point 5 ラボサイドへ情報伝達

　ラボサイドに対しては、プロビジョナルレストレーションを外した圧排前の模型と、圧排後の模型の2種類を用意できると、エマージェンスプロファイルエリアの情報を歯科技工士により正確に伝えることができます。時間をかけて印象採得までできましたので、これまでの工程がムダにならないように1つひとつ慎重に行ってください。

5．クラウン・ブリッジ修復編　4）印象採得

038 良い印象と悪い印象

キーワード：印象面、確認方法、成功、失敗

Question
相談者：N. S. さん
30歳、開業2年目

シリコーン印象を採り、歯科技工士に送ったところ、「一部流れているのですがどうしましょうか？」と連絡がありました。良い印象とはどのような印象を指すのでしょうか？　自分でできる確認方法も教えてください。

Answer

「流れている」という状態は、印象材が支台歯に対して適切で均一な圧が加わらず、フィニッシュラインやその他の印象したい部分が不鮮明であることを表しています（図1〜3）。再印象は患者、術者ともにストレスを感じますが、この状態では正確な補綴物は製作できません。このような失敗を回避するには、いくつかのポイントがあります。

回答者

加部聡一

Point 1　印象採得で補綴物のクオリティが決まる

　印象採得は、補綴治療のこれまでの結果を技工操作に移行させるための重要なステップです。よい印象を採るには事前にスムーズで明瞭なフィニッシュラインを形成し、プロビジョナルレストレーションを精密に適合させ、歯肉をよい状態でコントロールしておかねばなりません。まずは印象採得の方法を確認していきます。

❶血管収縮剤を含ませた圧排糸をプロービングするくらいの軽い圧力で、隣接面から挿入していきます。インスツルメントは使いやすいものでよいですが、筆者は探針を2本使用します。

❷インスツルメントの挿入方向は歯根面に沿わせながら行います。歯軸方向への挿入は歯周組織がダメージを受けるおそれがあるため、避けてください。

❸圧排糸はフィニッシュラインの真横に位置するように、隣接面から舌面、隣接面、最後に繊細な唇側への挿入を行います。圧排糸の端は舌側、口蓋側に位置させてください。

❹一次圧排の終了した時点で圧排糸が直視できない部分には二次圧排糸を挿入し、支台歯全周のフィニッシュラインとコードが直視できる状態にします（図3）。

❺歯肉溝が押し広げられるのを5〜7分程度待ちます。

❻二次圧排用糸を外しながら支台歯1本1本にインジェクションタイプの印象材で印象していくのと同時に、トレーにヘビーボディタイプの印象材をアシスタントに盛ってもらい口腔内にゆっくり挿入して保持します。多数歯の場合は、支台歯に均一な圧をかけるため、各個トレーを用います。各個トレーには試適後、シリコーン印象材用の接着材を塗布するのを忘れないでください。

❼4、5分間、印象材の硬化を待ち、印象を撤去します（図4）。

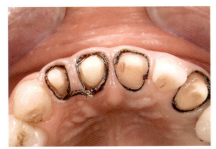
図1 二次圧排糸挿入、コードのサイズが不適切（太すぎる）。

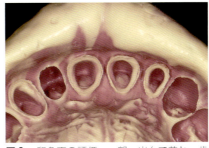
図2 印象面の評価。一部、出血で荒れ、歯根面の印象が不明瞭。

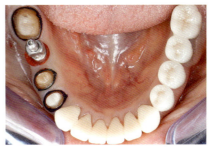
図3 天然歯には2重圧排。インプラントとのコンビネーション。

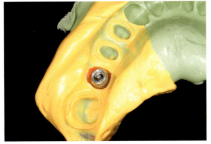
図4 図3の印象面。

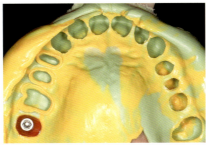
図5 支台歯は歯根面の印象まで明瞭で、支台歯以外の残存歯にも気泡は見当たらない。

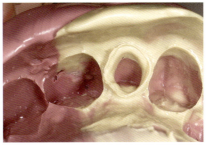
図6 中切歯唇側面に印象材の繋ぎ目部分の気泡がみられる。

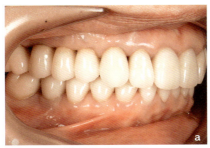
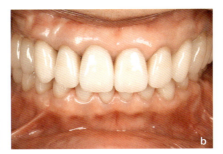
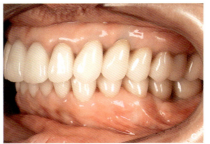
図7 a〜c 最終補綴装置装着時。

Point 2 印象評価は不可欠、気泡に要注意

　印象評価法においては、まず対象となる支台歯を含めた残存歯が気泡の混入なく印記されていることを確認します（**図5**）。とくにシリコーン印象において、ヘビーボディタイプとインジェクションタイプの連合印象の場合、その境界となる部位に、印象材どうしの繋ぎ目がでたり、気泡が発生することがあります（**図6**）ので注意してください。さらに細かい部分の確認事項としては、フィニッシュラインが全周引きちぎれることなく連続性をもって印記されているがどうかをみていきます。そしてフィニッシュライン下の歯根面が印記されているかどうかを確認していきます。これらの確認は、拡大鏡や、マイクロスコープ下で行います。

Point 3 多数歯印象時には2名のアシスタント制が望ましい

　全顎のような多数歯の印象採得の場合、術者が印象材を最後の支台歯に流し終わったときに、アシスタントがヘビーボディタイプの印象材をトレーに盛り終わるというタイミングがベストですが、二次圧排糸を外すアシスタント1名、トレーにヘビーボディタイプの印象材を盛ってもらうアシスタント1名が必要です。印象時に計2名のアシスタントがつけない場合は、パートごとに印象したほうがリスクを減らせて確実な印象を行えます。

参考文献
1．土屋賢司．イラストレイテッド歯冠修復アドバンステクニック．東京：クインテッセンス出版，2011．

5．クラウン・ブリッジ修復編　5）補綴物装着

039 接着と合着の違い

キーワード： 接着、合着、接着性レジンセメント

Question
相談者：G.G.さん
34歳、開業2年

審美修復において、セラミック修復物はどのようなセメントを用いて装着すればよいですか？　また、余剰セメントをうまく取り除くコツがあれば教えてください。

Answer

実質欠損を修復物や補綴物にて補い、装着することは歯科診療において日常的に行われている手技です。装着材料も汎用されているグラスアイオノマーセメントから接着性レジンセメントまで多様化しています。本項では、オールセラミック修復物の装着に際して、推奨される接着性レジンセメントの種類や特徴とその臨床例について解説します。

回答者

山﨑 治

Point 1　接着か合着か？

装着には「合着」と「接着」があり、合着は修復物と歯質間の両表面の凸凹にセメントが介在し、機械的嵌合により保持されることです。それに対し、接着は修復物と歯質の間に介在する装着材料が物理化学的に結合することです。審美修復治療に使用されるセラミックスは脆性材料であるため、接着することで歯質と一体化し、破折を防止するというコンセプトが重要です。よってインレーやベニアやファイバーコアなどは接着が必須となります。機械的強度が十分なジルコニアクラウンのような補綴装置は合着でよいという意見もありますが、経年劣化により強度が低下する問題も示唆されているので、やはり接着が推奨されます。

Point 2　推奨されるレジンセメントは？（図1）

接着性レジンセメントは、スーパーボンド（サンメディカル）に代表されるMMA系レジンセメントとコンポジット系材料に大別され、さらにコンポジット系材料はプライマーを併用するもの（本稿ではプライマー併用型とする）と、プライマーを必要としない自己接着型（セルフアドヒーシブ型）に分けられます。MMA系レジンセメントであるスーパーボンドの特徴は、多少の水分の環境でも優れた硬化を示し、臨床実績も周知のとおりです。

セルフアドヒーシブ型レジンセメントは、装着材料内に機能性モノマーを含有することで、歯質や修復物内面へのプライマー塗布を必要としないのが特徴です。煩雑なステップがなく取り扱いも楽なので、スタッフの混乱もなくテクニカルエラーが少なくなります。しかし、プライマー併用型と比べて保存性や安定性に欠けると考え

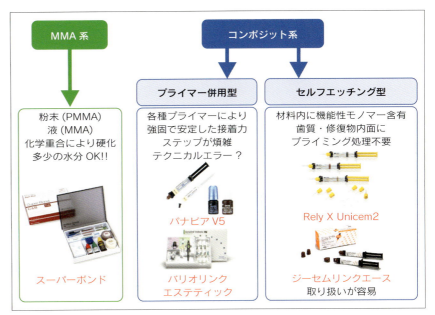

図1 レジン系装着材料の分類と製品の一例。コンポジット系材料は、光重合型、デュアルキュア型がある。装着する修復・補綴物の光到達性、操作時間、セメントの色調のラインナップを考慮して選択すべきである。

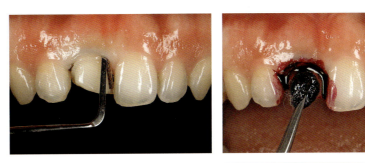
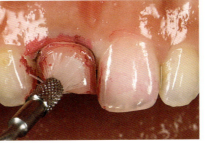
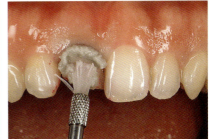

図2a 図2b
図2c 図2d

図2a～d 歯面清掃の一例。基本は仮着材の除去とアルミナ粒子による清掃となるが、本症例はベニアでプロビジョナルレストレーションの適合性を考慮してプラークの染めだしを行った。

られています。

それに対してプライマー併用型は、各修復物に応じたプライマーを塗布することで強固で安定した接着が可能となります。前者のセルフエッチング型と比較するとステップが煩雑になりテクニカルエラーは起きやすいですが、注意して扱えばもっとも信頼できる材料といえます。

Point 3　実際のセメンテーション

実際のステップですが、今回はプライマー併用型レジンセメントでラミネートベニア（シリカベースセラミックス）を装着する症例を紹介します。

❶歯面側の清掃・処理

仮着材、プラーク除去後、歯肉圧排、アルミナ粒子でブラシにて歯面清掃（**図2**）。今回はプライマー併用型なので、メーカー指定のエッチング後、ボンディング材を塗布して、乾燥します。このとき、隣在歯のオーバーエッチング、ボンディング材の誤塗布を防ぐため、シールテープにてカバーします（**図3**）。

❷補綴物側の処理

歯科技工所にてあらかじめフッ酸処理をした状態で納

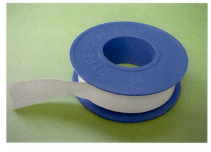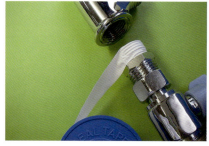

図3a 図3b
図3c 図3d

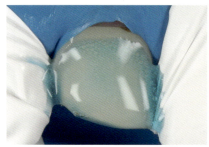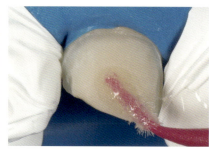

図3a〜d　歯面処理のステップ。基本は各装着材料の指示に従う。シールテープ（a、bのように本来は水道管などの隙間を埋めるために使用するものでホームセンターなどで購入可）により、隣在歯がカバーされるので薬剤の誤塗布が防ぐことができる。なお、シールテープは医療用ではないため、歯科治療の臨床応用では患者の同意が必要であり、術者の責任において注意深く使用するべきである。

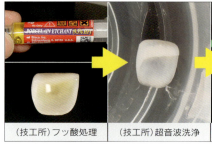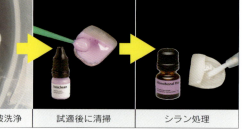

図4　補綴装置の処理のステップ。歯科技工所にてフッ酸処理、超音波洗浄後に納品され、医院で試適後の汚染は、専用のクリーニング剤で清掃後、シランカップリング処理を行う。

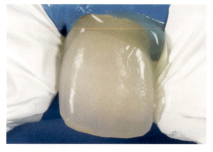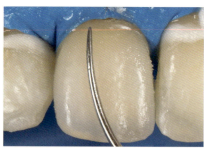

図5a 図5b
図5c 図5d

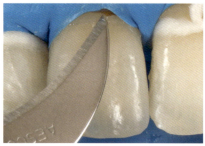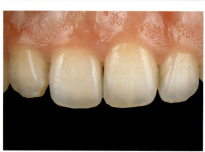

図5a〜d　装着時。シールテープは皮膜厚さが少ないため、隣在歯にセメントが付くことなく装着できる。数秒初期硬化させて一塊でセメントを除去して、残ったバリを鋭利なメス等で整える。

品してもらいます（詳細は**041**を参照）。口腔内試適後、汚染されている可能性があるのでリン酸や専用の洗浄材で清掃します。その後に超音波洗浄を行い、よく乾燥後、シラン処理を行ってセメントを挿入していきます（図4）。

レジンセメント装着時は余剰セメントが下部鼓形空隙に入り込み、除去が困難になるのが問題となりますが、シールテープでカバーしているため、隣在歯にセメントがつくことが防げます。あとはなるべく余剰レジンを一塊でとるために、1〜2秒照射して余剰レジンを半重合させ、エキスプローラー等でセメントを除去します（図5）。そして、可能であればマイクロスコープなどの拡大下で確認して終了となります。

5．クラウン・ブリッジ修復編　5）補綴物装着

040 オールセラミッククラウンの仮着

キーワード：金属酸化物系セラミックス、撤去用プライヤー、CADデザイン

Question
相談者：H. H. さん
36歳、勤務医

前歯部の審美修復でオールセラミッククラウンを装着したのですが、家族にみてもらいたいとのことで、仮付けを希望しています。オールセラミッククラウンの仮着はできますか？　また、どのようなもので仮着を外せますか？

Answer

前歯部の審美修復治療は、患者でも認識しやすい部分であるため、形態や色調など、このようにしたいという希望がある場合があります。審美的欲求が高い患者は、自分自身の主観的な判断のみならず、家族などの客観的な意見も聞きたいという希望や仮着による経過観察後の装着を希望する場合もあります。そのような場合の仮着の可否とその方法を解説します。

回答者

山﨑 治

Point 1　材料的に仮着可能なシステムかを確認する

ひと口にオールセラミックスといっても、材料別にみるとシリカを主成分とするシリカベースセラミックスとシリカを主成分としないノンシリカベースセラミックス（金属酸化物系セラミックス）に大別されます（**図1**）。シリカベースセラミックスは、長石系セラミックスやIPS e.max Press に代表される二ケイ酸リチウムなどが挙げられます。これらのガラスセラミックスはそれ自体の強度が160〜400MP で接着により強度を向上させる材料なので、仮着は推奨されません。ノンシリカベースの金属酸化物系セラミックスはジルコニアやアルミナに代表され、高強度材料ですので仮着にも対応できます（高透光性PSZ はこの限りではない）。よって、自身の使用するオールセラミックスがどのタイプのものか確認することが第一歩となります。本項では、仮着が可能な金属酸化物系セラミックス（ジルコニア）の解説をしていきます。

Point 2　撤去には専用のプライヤーを使う！

金属酸化物系セラミックスは、臨床応用の当初はアルミナが主材料で製作過程の問題で金属焼付ポーセレンクラウンのような撤去用ノブが付けられませんでした。よって、セラミックスを傷つけないようにゴムでカバーされた撤去用プライヤーがありますので、これを使用します（**図2**）。

使用方法は滑り止めの金剛砂をラバーバンドに塗布し、クラウンを頰舌的に把持します（**図3**）。このとき、頰舌的に動かすと歯に負担がかかりやすいので、近遠心的に回転させるように動かすと患者の負担も少なく撤去

```
┌─────────────────────────────┐                              ┌─────────────────────────────┐
│ シリカベースセラミックス    │    ┌──────────────────┐      │ 金属酸化物系セラミックス    │
│ ガラス質に富んだケイ酸マト  │    │ ガラス浸潤型     │      │ 多面相で単一成分、金属酸化 │
│ リックス多面構造、結晶相、  ├────┤ アルミナ粉を部分 ├──────┤ 物>90%、多結晶のセラミッ   │
│ ガラス相、比較的低温で焼成  │    │ 焼結後にガラスを │      │ クス、高い焼成温度、温度>   │
│ される、温度<1,000°C        │    │ 浸透させる 例)In-Ceram│    │ 1,400°C                     │
└──────┬──────────────┬───────┘    └──────────────────┘      └──────┬──────────────┬───────┘
       │              │                                             │              │
┌──────┴──────┐┌──────┴──────┐                              ┌──────┴──────┐┌──────┴──────┐
│ 長石セラミ  ││ ガラスセラ  │                              │ HIP         ││ 半焼結のブロック │
│ ックス      ││ ミックス    │                              │ CAD/CAMで高 ││ CAD/CAMでミリ │
│ 粉砕長石ガラ││ 結晶化プロセ│                              │ 強度材料がミ││ ング後に最後  │
│ スで従来型の││ スにおける最│                              │ リングされる││ 焼結          │
│ 技法        ││ 初のガラス  │                              │ 例)DentCAD、││ 例)Cercon、   │
│ 例:Vitablocks、││ 例)Empress、 │                          │ Digident、  ││ Everest、     │
│ Jaket crowns││ Empress2、  │                              │ Etkon、Everest、││ Etkon、In-lab、│
│             ││ e.max Press、│                             │ Neo Cynovad、││ LAVA、Zeno Tec、│
│             ││ e.max CAD   │                              │ Precident DCS ││ e.max ZirCAD │
└─────────────┘└─────────────┘                              └─────────────┘└─────────────┘
```

図1 オールセラミックスの分類。ガラスセラミックスであるシリカベースセラミックスと金属酸化物系のノンシリカベースセラミックスに大別される。現実的には、e.max Pressのクラウンでも仮着は可能であるが、メーカーは推奨していないので注意が必要である（文献1より改変引用）。

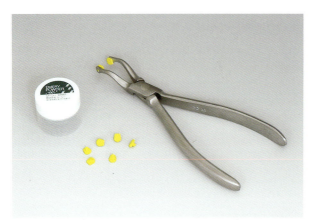

図2 撤去用プライヤー（ジーシーリムーバルプライヤーK. Y.型）。ラバーバンドがあるため、セラミックスを傷つけることなく保持が可能。

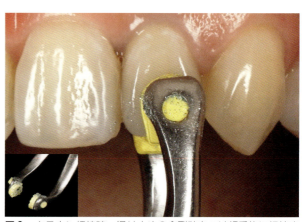

図3 クラウン把持時。滑り止めの金剛砂をつけ頰舌的に把持する。このとき、回転させるようにゆっくりと力をかけていく。

できます。

また、患者は少なくとも歯が動く感じがしますので、不安にさせないように施術前の声掛けが重要です。撤去用ノブがないオールセラミック修復物は、このような方法で撤去します。

Point 3 ▸ CAD/CADではPC上でデザイン可能

　高強度のジルコニアをCAD/CAMで製作する場合は撤去用ノブを付けることが可能となります。しかし、ジルコニアは現在のところ3つに分類され、（042：**図2**参照）高強度な従来型TZP、高透光性TZPと比較して、高透光性PSZ（部分安定化ジルコニア）は透光性の向上のために強度をトレードオフしており、従来型と比較して強度が低下しています。メーカーによりますが接着を必須としているシステムもあるため、注意が必要です。

　従来型TZP、高透光性TZPの場合は事前に撤去用ノブを付けたいという意向を歯科技工所に伝えると、ジルコニアコーピングのCADの段階でデザインが可能となります（**図4、5**）。仮着されたセラミックスは、通法どおりリムーバーにて撤去します（**図6**）。CADデザインでノブの位置や大きさ、長さ等が自由にできますので、クラウンのみならずブリッジにもノブの装着が可能です。とはいえ、ジルコニアのフレームを便宜的にだしているだけなので、撤去する際には慎重に力をかけていくことが重要です。

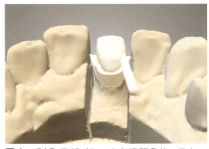
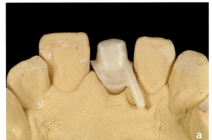
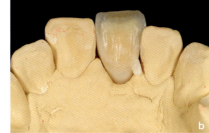

図4　CADデザイン。支台歯印象後、スキャナーによりPCにデータを取り込み、画面上で、自由にノブの位置や長さを設定できる。

図5 a、b　実際のフレーム（a）と築盛後のクラウンの咬合面観（b）。

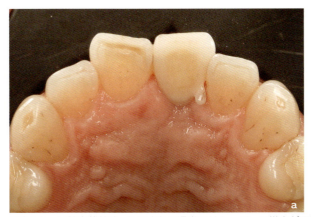
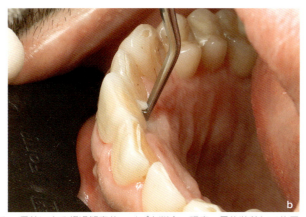

図6 a、b　口腔内装着時。bのように通常のリムーバーで撤去が可能となる。仮着による経過観察後、ノブを削合・研磨、最終装着して終了となる。

Point 4　仮着のメリット・デメリットをきちんと患者に説明する

　オールセラミック修復物の仮着は、上記のようにノブをつけたからといって力まかせに撤去するとチッピングや破折やコア脱離のリスクもあります。しかし、審美修復に思い入れがある患者ほど客観的な評価をしたいという希望も理解できます。よって前歯部のオールセラミックマテリアルの使用に際しては、仮着のメリット・デメリット、マテリアルの選択も含めて、事前によく説明しておくことが何よりも重要です。

参考文献

1. Society for Dental Ceramics（編），山﨑長郎（訳・著）．All-Ceramics at a Glance．オールセラミックレストレーションの臨床基準．東京：医歯薬出版，2008．

5．クラウン・ブリッジ修復編　5）補綴物装着

041　内面処理の方法

キーワード：微少機械嵌合、シラン処理、リン酸エステル系モノマー

Question
相談者：I.I. さん
36歳、開業2年目

審美修復では、ジルコニアやCAD/CAM冠など、さまざまな材料の修復・補綴物がありますが、それぞれに適した内面処理を教えてください。

Answer

現在の審美修復ではさまざまな材料が臨床応用され、口腔内に装着されています。これらの修復・補綴装置をより長く患者の口腔内で機能させるためには、それぞれの材料を理解し、適した表面処理を行い、可及的に接着力を向上させることが重要なポイントとなります。修復物・補綴物を装着するセメントの種類は前項の039を参照するとして、本項では審美修復で用いられる歯冠色材料（セラミックス・コンポジットレジン系材料）に絞って内面処理について解説します。

回答者
山﨑 治

Point 1　装着する材料を理解し、それに対応した処理を行いましょう

まず、接着は歯面と装着材料の両者を物理化学的に結合させる必要がありますので、両者にそれぞれ処理が必要になります（歯面の清掃・処理は039を参照）。

修復物・補綴物側の処理は、まず、❶表面の粗造化（微少機械嵌合を得る）、❷シランカップリング処理（無機物であるセラミックス材料と有機物であるレジンセメントを化学的に結合させる）を行うのが基本となります。この2つの工程を各材料に適した方法で行っていきますが、重要なのは同じセラミックス材料でも主成分がシリカベースか、そうでないノンシリカベース（ジルコニアなどの高強度セラミックス）かにより処理が異なります。コンポジットレジンもシリカフィラーが含有されていますので、シリカベースセラミックスと同じグループと考えます（**表1**）。

表1　材料別の表面処理の違い。

	修復・補綴物（インレー・アンレー、クラウン、ブリッジ）					支台築造体	
材料	長石系セラミックス	ニケイ酸リチウム系セラミックス	金属酸化物系セラミックス　アルミナ、ジルコニア	貴金属	コンポジットレジン　ハイブリッドレジン	貴金属	ファイバーポストレジンコア
粗造化	（フッ酸処理）	（フッ酸処理）	サンドブラスト	サンドブラスト	弱サンドブラスト（0.1MPa）	サンドブラスト	
表面処理（プライマー処理）	シラン処理（γ-MPTS）	シラン処理（γ-MPTS）	リン酸エステル系モノマー（MDP）	リン酸エステル系モノマー（MDP）	シラン処理（γ-MPTS）	リン酸エステル系モノマー（MDP）	シラン処理（γ-MPTS）

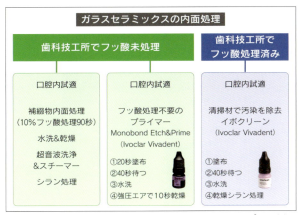

図1 シリカベースセラミックスの内面処理のステップの一例。表面の粗造化はフッ酸塗布が有効であるが、それが歯科技工所で行うか院内で行うかで異なる。

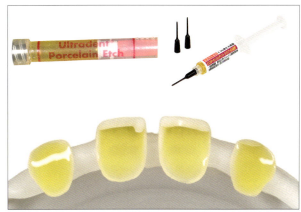

図2 セラミックスのフッ酸処理の一例。上段右：現在日本で認可されているのは、歯科技工所用としてビスコポーセレンエッチ（モリムラ）が販売されている。上段左：筆者が使用してるウルトラデント社のポーセレンエッチ（日本未認可）。

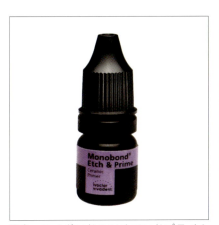

図3 モノボンドエッチアンドプライム（Ivoclar）。本来はフッ酸による粗造化後プライマー処理を行うが、フッ酸を使用せずに粗造化とプライマー処理が1液で可能な処理剤。

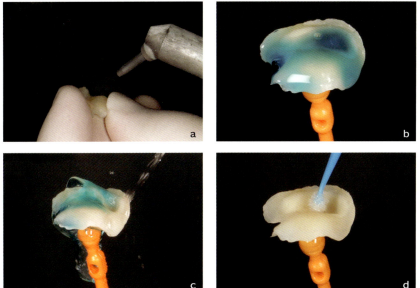

図4 a〜d ファイバーコアやCAD/CAM冠等のレジン系材料の内面処理。弱圧のサンドブラストによる粗造化、エッチングによる清掃、プライマー処理のステップを行う。

Point 2　シリカベースセラミックス（コンポジットレジン材料を含む）の内面処理（図1）

　シリカベースセラミックス（長石系ガラスセラミックス・ニケイ酸リチウムなど）の接着は、以前から非常に多くの研究がなされ、理論的に確立されています。表面の粗造化は、アルミナによるサンドブラストと酸によるエッチングの2つの方法があります。アルミナサンドブラストは強圧だとセラミックスのクラックのリスクがあるために弱圧（0.1〜0.2Mp）で行いますが、この圧だと機械的維持はあまり期待できません。あくまでの清掃を目的とした処理になります。また、酸によるエッチングですが、リン酸はセラミックスの表面を粗造にする効果はなく、あくまでも試適後の洗浄ぐらいの効果しかありません。効果的な粗造化はフッ化水素酸が有効です（図2）[1]。しかし、医薬用外毒物であるため、取り扱いに注意が必要となります。フッ酸処理後は溶解した産物が蓄積していますので、超音波洗浄が必須です。現在はフッ化水素酸を使用せずに粗造化が可能な商品も発売されています（図3）。プライマー処理は、通法に従いセラミックプライマーによるシラン処理を行います。

　コンポジットレジン材料も同様の工程ですが、セラミックスと違い表面硬度が低いため、弱圧のサンドブラストとリン酸エッチングで粗造化と清掃を行い、セラミックプライマーによるシラン処理を行います（図4）。

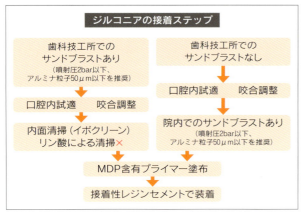

図5 ジルコニアの表面の粗造化はアルミナサンドブラストが有効である。ジルコニアはリン酸との反応性が高いため、試適後のリン酸による清掃は接着前にリン酸が先に付着してしまい、MDPプライマーの効果が薄れるという見解があり、注意が必要である。

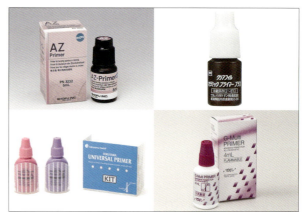

図6 リン酸エステルモノマー含有のプライマー材各種。各社より金属酸化物系セラミックスに対応したプライマーが販売されている。上段左：AZプライマー（松風）、上段右：クリアフィルセラミックプライマープラス（クラレノリタケ）、下段左：ユニバーサルプライマー（トクヤマデンタル）、下段右：G-Multi PRIMER（ジーシー）。

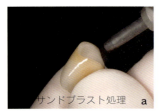
サンドブラスト処理 a

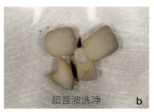
超音波洗浄 b

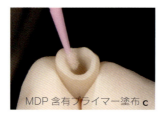
MDP含有プライマー塗布 c

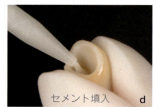
セメント填入 d

図7 a〜d ジルコニアセラミックスの内面処理のステップ。

Point 3 高強度セラミックス（ジルコニア・アルミナ）の内面処理

前述したフッ化水素酸による粗造化は、高強度セラミックスには効果的でなく、各研究からアルミナサンドブラストが有効といわれています（図5）[2]。また、化学的結合に関しては金属酸化物系ためにシラン処理の効果は期待できませんが、リン酸エステル系モノマー（MDPなど）の塗布が有効であると報告されています（図6）[3]。

ジルコニアの接着に関しては研究報告が少なく確立されていない部分もありますが、現時点では、セラミックス内面をアルミナサンドブラスト処理後、MDP含有のプライマー処理を行いレジンセメントで装着することが推奨されています（プライマー併用型セメントの場合：図7）。

Point 4 基本的にはメーカーの指示を順守する！

プライマー併用型レジンセメントは各社の製品ごとに内容物が異なります。そのため他社の内面処理剤を使用すると、内面処理によって接着阻害や接着不足を引き起こしてしまうことがあります。基本的にはメーカーの指示するシステムを使用することが望ましいと言えます。

また、本項で述べなかったセルフアドヒーシブレジンセメントは、処理なく簡便な操作で接着できるといわれていますが、修復・補綴物の内面処理（特にシリカベースセラミックス・コンポジットレジン系材料）により接着力は向上しますので、材料の特性を理解して使用することが重要です。

参考文献

1. Bailey LF, Bennett RJ. DICOR surface treatments for enhanced bonding. J Dent Res 1988；67：925-931.
2. Awliya W, Oden A, Yaman P, Dennison JB, Razzoog ME. Shear bond strength of a resin cement to densely sintered high-purity alumina with various surface conditions. Acta Odontol Scand 1998；56：9-13.
3. Wegner SM, Kern M. Long-term resin bond strength to zirconia ceramic. J Adhes Dent 2000；2：139-147.

5．クラウン・ブリッジ修復編　5）補綴物装着

042 フルジルコニアの咬合調整

キーワード：フルジルコニア、表面荒さ、鏡面研磨

Question
相談者：K.K.さん
33歳、勤務医

フルジルコニアの咬合調整がなかなか硬くて削れません。何か作業効率のよい切削器具はありますか？　また、硬い材料なため、対合歯を摩耗させると聞いたのですが大丈夫ですか？

Answer

ジルコニアは高靱性・高強度の材料としてクラウンのフレームなどの補綴装置やインプラントフィクスチャーやアバットメント、矯正用ブラケットなど、各分野で臨床応用されています。近年では、ジルコニアで歯冠形態まで製作した単一構造である「フルジルコニア」（フルカントゥアジルコニア、フルアナトミカルジルコニア、本項ではフルジルコニアとする）が臨床応用されるようになりました（図1）。今後が期待される材料ではありますが、高強度・高靱性ゆえ、補綴装置としての応用は注意すべき点がいくつかありますので、適応症やメリット・デメリット等も交えて解説します。

回答者

山﨑 治

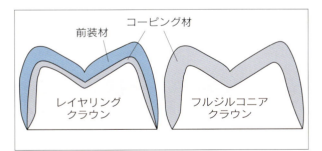

図1　従来の焼付陶材とフルジルコニアの違い。フルジルコニアは、本来コーピングで使用していたジルコニアを単一構造として歯冠形態まで製作したもので、歯冠色でありかつ高強度な補綴装置である。

従来型 TZP	Cercon, Nobel Procera Zirconia inCoris ZI, Everest ZH, ZS カタナジルコニア、Lava Frame ZENOTEC, IPS e.max ZirCAD
高透光性 TZP	Cercon ht, Lava plus inCoris TZI, ZENOSTAR ZR AadovaジルコニアEI 松風ディスクZR-SSカラード
高透光性 PSZ	Prettau Anterior, 松風ディスクZR-SSルーセント Bellezza HT, カタナジルコニアHT、ML

図2　歯科用ジルコニアの分類と商品名の一例。歯科材料で多く用いられるイットリア系ジルコニアは部分安定化ジルコニア（PSZ）であり、安定化剤の割合を減らし、正方晶、立方晶の2相組織にしたものである。そのなかでも強度に関与する正方晶の割合が多いものを正方晶ジルコニア多結晶（TZP）と呼ぶ。

Point 1　メリット・デメリット・適応症

フルジルコニアはジルコニアで歯冠形態まで製作した単一構造のため、「割れない・壊れない」という観点では患者満足度は高い材料です。また、これまで強度優先の単一構造は貴金属しかありませんでしたが、フルジルコニアによって高強度の歯冠色補綴装置の提供が可能となりました。さらに、昨今の金属価格の高騰により、コスト面でも有利です。しかし、審美性という観点では従来の陶材築盛法で製作したセラミックスと比較すると単色

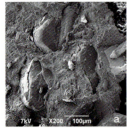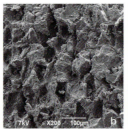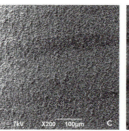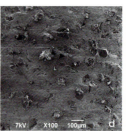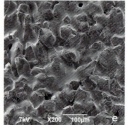

図3 a〜e　ダイヤモンド砥粒含有バーの電子顕微鏡写真(株式会社松風のご厚意による)。バインディング材はさまざまあるが、ダイヤモンド粒子を含有しているバーのほうが作業効率がよい(a：ジルコシャイン coarse ×200倍。b：ジルコシャイン medium ×200倍。c：ジルコシャイン fine ×200倍。d：シンターダイヤ×100倍。e：ビトリファイドダイヤ×200倍)。

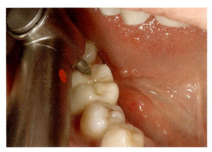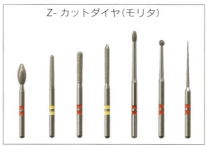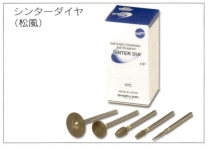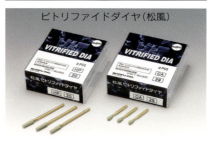

図4 a〜d　研削用バーの一例。調整量が多い場合は、ダイヤモンドバーかビトリファイドダイヤを用いて研削を行う。発熱には十分な留意が必要である。

で低透光性のため、色調再現性に劣ります(高透光性ジルコニアは除く)。適応症としては、クリアランス不足により十分な陶材のスペースがない場合、また咬合力の強い患者やパラファンクションの既往がある場合で、術後の陶材破折のリスクが高く、かつ金属色を望まない症例が適しています。

Point 2　対合歯の影響は？

硬度の高いフルジルコニアが対合歯を摩耗させるのではないかという質問をよく受けます。しかし、エナメル質の摩耗は対合する材料の硬度に影響されるのではなく、その微細構造や表面荒さの影響が大きいと報告されています[1,2]。このことより、現時点では高硬度ゆえの対合歯に対する影響は低く、咬合面の表面性状による要因(荒い研磨状態やステインの有無)により対合歯を摩耗させるという結論の報告が多くなっています[3-5]。これはジルコニアブロックの微細構造が非常に均一化された安定した品質のため、適切に研磨されていれば対合歯への悪影響はなく、逆にグレーズ処理や不適切な研磨状態はヤスリの刃のように対合歯を摩耗させるリスクがあるといえます。よってフルジルコニアを使用する場合には、可及的に滑沢な鏡面研磨で終了すること、またステイン法による着色は咬合面を避けて頬側面にすることが重要です。

Point 3　効率のよい咬合調整は？

基本的にジルコニアのビッカース硬さは1,160〜1,300HVで、ダイヤモンドは約10,200HVのため、どの工程でもダイヤモンド砥粒含有しているもので研削・研磨するときれいにかつ効率よく調整できます(図2)。ダイヤモンド砥粒含有しているものであればとくに問題ないのですが、筆者のステップを紹介します。かなり調整量が多いようであれば、ダイヤモンドバーかビトリファイドダイヤ等(バインダー材がゴムでないもの)を使用しま

図5a 図5b
図5c 図5d

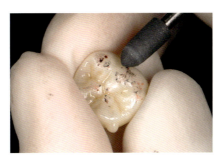
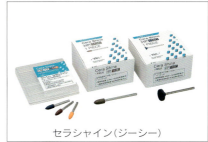

セラシャイン（ジーシー）

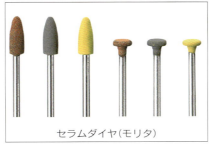

セラムダイヤ（モリタ）

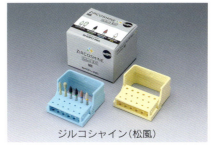

ジルコシャイン（松風）

図5a〜d 研磨用バーの一例。微調整にはゴムバインダーのものが使用しやすい。各社おおむね3工程ぐらいの荒さになっているので、ステップを省略しないことが重要である。

図6a 図6b
図6c 図6d

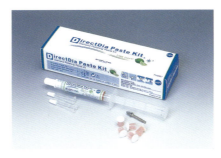
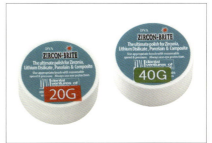
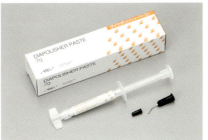
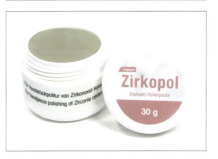

図6a〜d 艶出し用研磨ペーストの一覧。**a**：ダイレクトダイヤペースト（松風）、**b**：ジルコンブライト（茂久田商会）、**c**：ダイヤポリッシャーペースト（ジーシー）、**d**：ジルコポル（ペントロンジャパン）。

す（図3）。

ジルコニアの調整はマイクロクラックのリスクがあるため、注水下での削合が推奨されています。タービンの場合は注水下で行いますが、ハンドピースによる技工用カーボランダムポイントの場合は注水が困難なため、ポイントに十分に水分を含ませるとともに、断続的に削合し、発熱するような長時間の削合は避けるべきです。隣在歯も接触して理想的な接触状態に近づいたらダイヤモンド砥粒含有シリコーン系ポイントで研磨します（図4）。最後にダイヤモンド粒子含有のペーストを用いてロビンソンブラシにて艶出し研磨を行います（図5）。ジルコニアは従来の歯科材料のなかで歴史が浅く、長期の臨床経過がないため対合歯への影響に関する結論は現時点ではでていませんので、今後の臨床結果の十分な検討が必要であり、予後を注意深く観察することが重要です。

参考文献

1. Heintze SD, Cavalleri A, Forjanic M, ZellWeger G, Rousson V. Wear of ceramic and antagonist-A systematic evaluation of influencing factors in vitro. Dent Master 2008；24(4)：433-439.
2. 伴清治．ジルコニア製フルカントゥア歯冠修復物の研磨仕上げと対合歯の摩耗について．QDT Art&Practice 2012；37(10)：1241-1254
3. Sabrah AH, Cook NB, Luangruangrong P, Hara AT, Bottino MC. Full-contour Y-TZP ceramic surface roughness effect on synthetic hydroxyapatite wear. Dent Mater 2013；29(6)：666-673.
4. Janyavula S, Lawson N, Cakir D, Beck P, Ramp LC, Burgess JO. The wear of polished and glazed zirconia against enamel. J Prosthet Dent 2013；109(1)：22-29.
5. Preis V, Weiser F, Handel G, Rosentritt M. Wear performance of monolithic dental ceramics with different surface treatments. Quintessence Int 2013；44(5)：393-405.

5．クラウン・ブリッジ修復編　6）ブリッジ

043 ポンティック形態の種類について（オベイトポンティックの有効性）

キーワード：ポンティック形態、オベイトポンティック

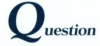

相談者：M. K. さん
35歳、開業2年目

前歯部欠損に対してブリッジで対応する予定の患者がいます。本人は、欠損部位（ポンティック）をできるだけ自然にみせたいという強い希望をもっています。どのようなポンティックにすればよいでしょうか？

Answer

ブリッジのポンティック形態については、1964年のSteinによるsanitary contoured pontic, saddle pontic, sanitary ponticの分類以来、さまざまな要件に基づき、あらゆる形態が使い分けられてきました。現在では、条件さえ満たしていれば、1981年にGarberらによって紹介されたオベイトポンティック（図1）が、生理的、機能的、審美的にも有利であると考えられています。質問のケースでは、まずオベイトポンティックを第一選択として治療計画を立てるべきでしょう。

回答者
西山英史

Point 1 ▶ オベイトポンティックを理解する

"ovate" とは卵形を意味します。オベイトポンティックは基底面がすべて凸面からなり、欠損部歯槽堤粘膜に適正な圧をもって密着する形態をとります。それにより"あたかもそこに歯が存在するかのような"自然な状態を再現することができ、もっとも審美的に欠損部歯槽堤を再構築できるポンティック形態といえるでしょう。また、発音、嚥下等の機能面や清掃性の側面からみても理想的なポンティック形態です（図2）。

Point 2 ▶ オベイトポンティックの前準備

第一段階として、当該の歯槽堤がオベイトポンティックに適しているか否かを判断する必要があります（044参照）。欠損部歯槽堤がオベイトポンティックの条件を満たしているようであれば、図3のように欠損部歯槽堤粘膜頂から歯槽骨頂までの距離を把握します。それにより歯肉を形成できる量、圧を与えられる程度を判断します。最終的な粘膜の厚みは、生理的な恒常性を維持するうえでも1mm以上は必要となりますので、それらを考慮した計画を立てます。

オベイトポンティックの基底面を形づくる方法は、以下の2つが代表的です。
- ダイヤモンドバーにより欠損部歯槽堤をオベイト状にトリミングする方法（図4）
- 模型上で歯槽堤部をオベイト状に形成し（図5）、その形態に合わせたプロビジョナルレストレーションによって歯肉の形態を変化させる方法

いずれにしても最終的にはプロビジョナルレストレーションによって粘膜の安定をはかることが重要になります。

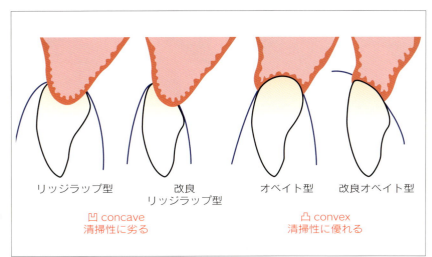

図1 オベイトポンティックは、あらゆるポンティック形態のなかで唯一基底面がすべて凸面からなっている。

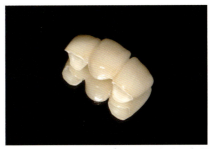

図2 適正なオベイトポンティックは、生理的、機能的、審美的に有利で、清掃性にも優れている。

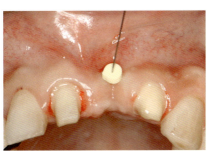

図3 歯槽堤粘膜の厚みを把握するためのボーンサウンディング（別症例：参考写真）。

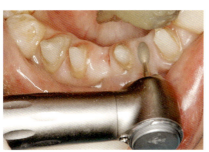

図4 ダイヤモンドバーによる欠損部歯槽堤のトリミング（別症例：参考写真）。

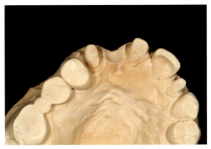

図5 模型を削合し、拡大歯槽堤部にオベイト形態を付与する。

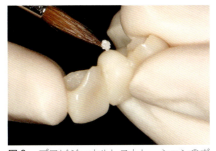

図6 プロビジョナルレストレーションのポンティック部の調整。

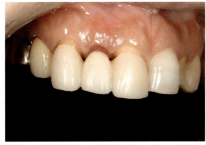

図7 プロビジョナルレストレーションにより理想的な形態に仕上げていく。

Point 3　プロビジョナルレストレーションによる粘膜面の調整と評価

　ポンティックにより適切な機能圧を与えることにより、欠損歯槽堤は機能恒常性を維持します。その"適切な機能圧"は、プロビジョナルレストレーションによって評価しますが、その目安は「歯槽堤粘膜をポンティックで圧迫したことによる貧血帯（ブレンチング）を確認し、5分以内にそれが消失する」程度です。圧に過不足がある場合はポンティック基底面にレジンを添加（図6）もしくは削合し、適正で均一な圧を与えられるよう細部にわたり修正していきます。また、擬似歯頸部の位置や形態をより自然な状態に調整します（図7）。

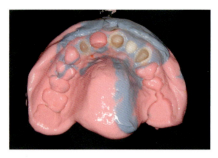
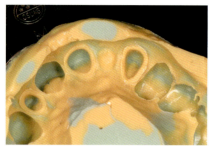

図8　プロビジョナルレストレーションの"取り込み印象"。
図9　支台歯と欠損部歯槽堤の印象。

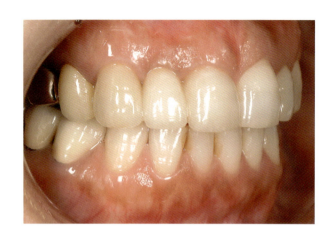

図10　最終補綴物装着後。2|部がオベイトポンティック。

Point 4　印象採取～最終補綴物の試適、仮着

　プロビジョナルレストレーションによりポンティックの形態が決定し、欠損部歯槽堤粘膜の安定が確認できたら、印象採得に移ります。印象については、プロビジョナルレストレーションを"取り込み印象"（図8）してポンティック基底面の形態をトランスファーする方法もありますが、筆者は通法により支台歯と同時に粘膜部の印象を採る方法（図9）をとっています。
　最終補綴物においては、試適のステップが必須となります。試適により、歯槽堤粘膜の加圧の程度、歯頸線の位置や隣在歯との調和などを確認し、必要があれば修正を行います。
　確認が終了した最終補綴物は、必ず仮着して歯肉、粘膜の反応を確認する必要があります。一定期間の仮着後、歯槽堤粘膜の炎症、基底粘膜下へのプラークの侵入があった場合は、ポンティック形態が適正ではないということです。歯科技工士とコミュニケーションを取りながら再度修正する必要があります。

Point 5　装着、メインテナンス

　仮着での確認を終え、最終補綴物を装着（図10）した後はメインテナンスの段階に入ります。オベイトポンティックの基底面の清掃に関しては、さまざまな考え方がありますが、筆者は歯面には通常の歯ブラシ、歯間には歯間ブラシもしくはフロス、ポンティック基底面にはフロスを用いるように指導しています。
　ブリッジ製作時には、このようなメインテナンスを考慮した形態にすることも重要です。

5. クラウン・ブリッジ修復編　6）ブリッジ

044 欠損歯槽堤の診断と前処置（歯槽堤改善）について

キーワード：欠損歯槽堤、歯槽堤改善、オベイトポンティック

Question
相談者：Y.K.さん
37歳、開業3年目

ブリッジのポンティック部分を自然に仕上げるためにオベイトポンティックで対応しようと考えているのですが、どのような歯槽堤でもオベイトポンティックにしてよいのでしょうか？

Answer

質問の内容に端的に答えれば、「どのような歯槽堤でもオベイトポンティックにすることは可能」となります。しかし問題は、オベイトポンティックの要件としての審美性、機能性、清掃性を満たし、生体と調和した状態をつくりあげることが可能かどうかの判断になります。臨床で欠損部歯槽堤に問題がある場合の多くは「歯槽堤の萎縮・吸収」です。稀に歯槽堤のボリュームが過剰なために組織を減少させる必要があるケースもありますが、本稿では臨床で遭遇することが多い「吸収している歯槽堤（collapsed ridge）」の対応について解説します。

回答者
西山英史

Point 1　歯槽堤の診査・診断

理想的なオベイトポンティック（**043**参照）にするには、術前における歯槽堤の診査・診断が重要となります。そのときに参考とすべきもっとも一般的な分類がSeibertの分類（**図1**）です。これは歯槽堤に萎縮・吸収がある場合の分類で、クラスが上がるほど難易度が高いとされており、筆者はこのクラスを参考に欠損部歯槽堤を診断し、対応方法を検討するようにしています。歯槽堤に萎縮・吸収がある場合には、何らかの方法で歯槽堤を増大して再建した後にオベイトポンティックを応用するのが理想です。このような歯槽堤増大術には、軟組織による増大、硬組織による増大、また軟組織と硬組織を併用した増大があげられますが、ブリッジの症例では、まず軟組織処置での対応を第一選択とするべきでしょう。

Point 2　歯槽堤の改善方法を検討する

日常臨床では、**図2、3**のように歯槽堤が吸収しているケースを目にすることが多いです。このような場合には、歯肉と歯冠のカントゥアを対称的（ガルウィング形状）にできないため、このままで自然感のあるポンティック形態をつくることは困難です。よって、可能であれば事前に欠損部歯槽堤の形態を改善することが好ましいでしょう。

このケースの場合は、Seibertの分類においてClass Iに分類されます。Class Iは「厚みが足りない歯槽堤」であるため、筆者はそれを補うべく結合組織移植（connective tissue graft）により歯槽堤を再建する計画を立てました。

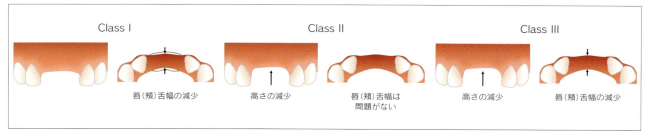

図1 Seibertの分類。Class Ⅰ：歯冠-歯根方向の欠損歯槽堤の高さが正常で、唇(頬)舌的に組織が喪失している。Class Ⅱ：唇(頬)舌的な欠損歯槽堤の幅は正常で、歯-歯根方向の組織が喪失している。Class Ⅲ：Class Ⅰ、Ⅱのコンビネーションタイプで、欠損歯槽堤の高さと幅がともに喪失している。

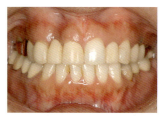 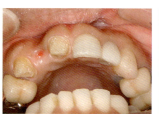 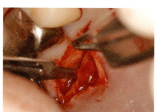 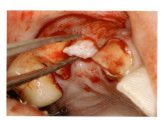

図2 ２|欠損部の歯槽堤が吸収しているため、ポンティック形態が不自然である。

図3 補綴物を撤去。欠損部歯槽堤の吸収が認められる。

図4 口蓋から結合組織を採取。

図5 欠損部歯槽堤粘膜下に結合組織を移植。

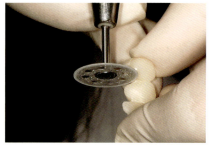 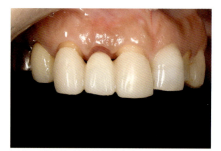 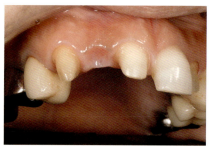

図6 プロビジョナルレストレーションの調整。

図7 隣接歯と連続性をもたせるように欠損部の擬似歯頸線の位置を設定していく。

図8 印象直前の状態。歯槽堤の形態が改善し、安定した状態をつくることができた。

Point 3　プロビジョナルレストレーションの調整が重要！

　本症例で、歯槽堤増大後の状態として目標とするのは、反対側同名歯と同様の歯肉形態であるため、まずワックスアップにより、増大に必要なおおよその軟組織の量を把握します。手術はその診断をもとに行いますが、結合組織は形態付与に必要な量以上に採取する必要があります（図4、5）。

　手術後、移植部位の腫脹がある程度治まった段階で、プロビジョナルレストレーションのオベイト形態の調整を始めます（図6）。オベイト部には、天然歯と類似したサブジンジバルカントゥアを与え、理想的な擬似歯頸線の位置を設定していきます（図7）。そして、歯肉の反応を観察しながらこの調整をくり返し、清掃性も考慮してプロビジョナルレストレーションの基底面をハイポリッシュで仕上げます。その後、欠損部歯槽堤に炎症がなく安定していることを確認したうえで（図8）、印象採得を行い最終補綴に移行していきます。

　以上が、歯槽堤増大を行ったうえでオベイトポンティックを応用していく流れです。現在、オベイトポンティックは生理的、機能的、審美的にもっとも有利なポンティックと考えられていますが、それはあくまでもオベイトポンティックがもつべきすべての要件を満たし、生体と調和してはじめて達成できることです。その条件がクリアできない状態なのであれば、他のポンティック形態を検討することも必要です。

参考文献
1. Seibert JS. Reconstruction of deformed, partially edentulous ridges, using full thickness onlay grafts. Part I. Technique and wound healing. Compend Contin Educ Dent 1983；4(5)：437-453.

5．クラウン・ブリッジ修復編　6）ブリッジ

045 オベイトポンティックにおける プロビジョナルレストレーションの調整法

キーワード： オベイトポンティック、プロビジョナルレストレーション、印象採得、試適

Question

相談者：Y.Y.さん
34歳、開業2年目

オベイトポンティックのブリッジを試適した際に、歯槽堤との調和が不自然な状態になってしまいました。どうしてでしょうか？

Answer

ブリッジのオベイトポンティック部と歯槽堤との調和が不自然な場合、原因としてプロビジョナルレストレーションでの調整が不十分であったか、あるいは印象採得に問題があった可能性があります。ポンティックの基底面形態が適切でない場合には、欠損部歯槽堤にさまざまな問題が生じます。適度に加圧されていないと基底面にプラークが付着して炎症が誘発されるとともに、歯槽骨は廃用性萎縮を引き起こし、経年的には吸収が進行します。逆に接触が強すぎる場合には、直接的に歯槽堤に炎症・潰瘍、そして歯槽骨の吸収を引き起こします。オベイトポンティックのための歯槽堤の形態修正は、①プレ・インプレッション・テクニック、②ポスト・インプレッション・テクニック、そして①と②を併用して行う3つの方法があり、プロビジョナルレストレーションの調整法と併せて解説します。

回答者
松本和久

Point 1 ▶ プレ・インプレッション・テクニック

　このテクニックは、麻酔下でダイヤモンドバーを用いてポンティック基底面の歯槽堤形態を修正する方法で、骨頂から最低1mmの距離を残すようにすることが重要です。

　また、ポンティック基底面は付着歯肉内に設定する必要があり、付着歯肉が薄く十分な幅がない場合は、結合組織移植等を用いて歯槽堤の形態を修正することもあります。その後、プロビジョナルレストレーションのポンティック基底面を調整します。

　実際の臨床では、即時重合レジンをプロビジョナルレストレーションのポンティック部分に添加して圧接します。このとき、きれいなオベイトに形づくられることは少なく、口腔外でさらにレジンを添加してなめらかな形態に整える必要があります。なお、添加するレジンの量は少量ですので、口腔内にプロビジョナルレストレーションが戻らないということは通常はありません。

　この方法のメリットは理想的形態が付与されたことが確認できた後に印象採得が行えること、デメリットは形態修正された歯槽堤の形が印象採得時に変化しやすいことです。

Point 2 ▶ ポスト・インプレッション・テクニック

　この方法は、模型上でプレ・インプレッション・テクニックと同様のことを行います。すなわち、欠損部歯槽堤の石膏を削除してポンティック基底面の調整を行う方法です。

メリットは麻酔下での処置が必要ない点、最初から理想的なオベイト形態を付与した補綴物が製作できる点です。デメリットは実際に口腔内に装着したときに適合しない場合

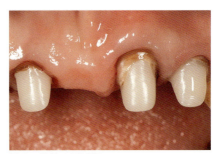

図1　術前の正面観。

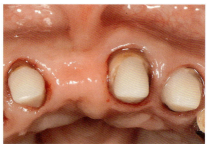

図2　術前の咬合面観。

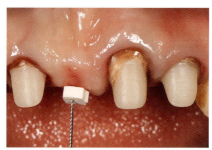

図3　歯槽骨頂までの距離を測定。

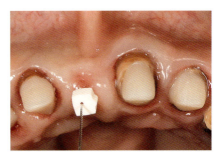

図4　歯槽骨頂までの距離を測定。

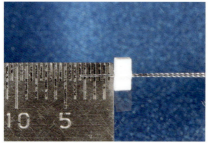

図5　骨頂までの距離は3.5mm。

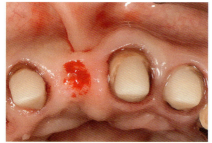

図6　ポンティック部の形成。

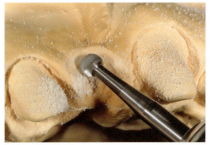

図7　模型調整。

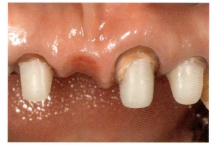

図8　印象採得時。

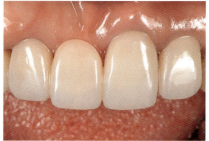

図9　補綴物装着。

があることが挙げられます。これは、模型上では歯槽堤部の歯肉の厚み、および付着歯肉の幅が適切に判断しにくく、計画されたほど加圧されないこと、逆に圧が強すぎてブリッジ自体が浮き上がってしまうことがあるからです。

Point 3　Point ①、② の併用

　この方法は、プレ・インプレッション・テクニックにより歯槽堤の形態を整え、さらにポスト・インプレッション・テクニックにて理想的なポンティック形態に修正する方法で、実際に口腔内に装着したときの誤差を最小限に抑えることができます。プレ・インプレッション・テクニックにおいて理想的な歯槽堤の形態が付与されても、印象採得時、支台歯の清掃や圧排等の作業の間に歯槽堤の形態が変化してしまい、口腔内の状態を正確に模型上に再現することは困難なため、変化した分の調整を模型上で行うという考え方となります。また、通常の印象採得後にプロビジョナルレストレーションの取り込み印象を行い、歯槽堤部分を再印象する方法もあります。

　オベイトポンティック部の歯槽堤の形態は、圧がかからない状態では容易にその形態が崩れてしまうので、それに対応するプロビジョナルレストレーションの調整、印象採得、模型の調整方法を考えなければならないでしょう。

5. クラウン・ブリッジ修復編　6）ブリッジ

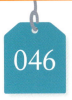

046 オールセラミックブリッジの適応範囲

キーワード：オールセラミックブリッジ、設計、メーカー基準

Question
相談者：S. O. さん
35歳、開業1年目

オールセラミックスを用いたブリッジは何歯欠損まで大丈夫ですか？

Answer
オールセラミックスを用いたブリッジを選択する場合、審美性と同時に構造力学的な配慮が不可欠となります。それには材料学的な知識が不可欠です。技術を磨くことはもちろん重要ですが、歯科のマテリアルにも精通するように努力しましょう。

回答者

加部聡一

Point 1　ブリッジ材料としてはジルコニアが最右翼

オールセラミックスは大きく分けてシリカベースセラミックスと金属酸化物系セラミックスに分かれます。

シリカベースセラミックスの長石セラミックスはブリッジで用いることは不可能です。ガラスセラミックスであるニケイ酸リチウムセラミックスは第二小臼歯までのブリッジに適応できますが、大臼歯ブリッジには適していません(Empress2、e.max Press)。ガラス浸透型セラミックスは3ユニットブリッジのみ適応となります。

また、ブリッジケースでは接合部（コネクター）の広さを考慮しなくてはいけません。コネクターの広さ、大きさによりますが、ニケイ酸リチウムは12mm^{2}以上、ガラス浸透型セラミックスは10〜12mm^{2}以上必要であると

いわれています。疲労試験ではガラス系セラミックスは、強度の低下が著しく、低下した曲げ強度は5年後に100MPa以下となるデータもあります。

一方、金属酸化物系セラミックスのジルコニアは1,400MPa以上の曲げ強度をもつものが従来型でしたが、現在は透過性の高いジルコニアがデリバリーされ、こちらは600MPa前後の曲げ強度です。セラミックスの経年劣化やコネクターの面積を考慮すると、筆者は現在、ジルコニアがブリッジの材料としてもっとも適していると考えます。また、多くのメーカーから、さまざまなタイプのジルコニア材料がデリバリーされています。曲げ強度、適応歯数、および対応欠損歯数を**表1**に示します。

表1　各ジルコニア材料の曲げ強度、適応歯数、ユニット歯数。

会社名	商品名	曲げ強度	ポンティック適応歯数	ユニット歯数
スリーエムヘルスケア	ラバフレーム	1,345MPa	2歯まで	8本ユニットまで
	ラバプラス	1,345MPa	2歯まで	8本ユニットまで
ノーベルバイオケア	プロセラジルコニア	1,345MPa	2歯まで	8本ユニットまで
ストローマン	zerion LT	800MPa以上	前歯4歯まで、臼歯2歯まで	16ユニットまで
	zerion HT	800MPa以上	1歯まで	4ユニットまで
ノリタケ	UTML	557MPa	1歯まで	前歯3ユニットまで
	STML	748MPa	1歯まで	3ユニットまで
	ML	1,125MPa	2歯まで	14ユニットまで
	HT	1,125MPa	2歯まで	14ユニットまで
	KT	1,200MPa	2歯まで	6ユニットまで
ジーシー	Aadva Zirconia ディスク NT	600MPa	1歯まで	3ユニットまで
	Aadva Zirconia ディスク EI	1,200MPa	2歯まで	14ユニットまで
	Aadva Zirconia ディスク ST	1,200MPa	2歯まで	14ユニットまで
松風	松風ディスク ZR-SS カラード	1,200MPa	2歯まで	14ユニットまで
	松風ディスク ZR-SS	1,456MPa	2歯まで	14ユニットまで
大信貿易	ゼノスターZr トランスルーセント	1,200MPa	2歯まで	14ユニットまで
	ゼノテック Zr ブリッジ	1,200MPa	2歯まで	14ユニットまで
トーシンデンタル	ジルコンザーン プレッタ アンテリア	670MPa	1歯まで	3ユニットまで
	ジルコンザーン プレッタ ジルコニアブランク	1,200MPa	3歯以上可	14ユニットまで
	ジルコンザーン ジルコニアブランク トランスルーセント	1,400MPa	3歯以上可	14ユニットまで

Point 2　ジルコニアブリッジも各メーカー基準の順守を！

　ジルコニアブリッジについても、接合部（コネクター）の面積や、欠損部の長さにより各社の適応範囲は異なっています。また、各ミリングセンターにより保証対象内や保証対象外になるなど、規定を設けているようです。従来から補綴治療を行ううえで必要とされている審美性、構造力学、生物学、機能性に配慮しましょう。ジルコニアの物性と特徴の理解は、現在、審美修復治療と切っても切り離せません。担当の歯科技工師がどんなマテリアルを使用しているか、いま一度話してみることをお勧めします。

参考文献
1. Society for Dental Ceramics（編），山﨑長郎（訳・著）．All-Ceramics at a Glance．オールセラミックレストレーションの臨床基準．東京：医歯薬出版，2008．

CHAPTER 6

歯科技工士との連携：修復編

6. 歯科技工士との連携：修復編

047 正中や歯軸を正しく伝えるには？

キーワード：歯軸、歯軸傾斜、正中

Question
相談者：Y. Y. さん
30歳、勤務医

歯軸が傾斜している患者の審美修復をする際に、歯科技工士に正中や歯軸を正しく伝えるにはどうすればよいですか？

Answer

審美的な修復物を装着するためには、患者の顔貌の評価を行うことが大切になってきます。顔貌に対し、水平面・垂直面の補綴的仮想基準線を設定して補綴物をいかに調和させるかが重要になります。チェアサイドとラボサイドの情報の共用が重要になります。

回答者

西 耕作

Point 1 　明確な基準のもと、上顎模型を咬合器付着することが重要

咬合器付着する際、一般的に用いられる方法として、耳孔を基準にしたフェイスボウトランスファーがあります。これは機能回復を第一に考えるときは非常に有効な手段ですが、審美面から考えると、ときとして左右の耳孔を結ぶ線が顔貌の水平面と一致しないことがあります。

この場合、咬合器付着時（機能的模型付着）の正中や歯軸が顔貌からの基準と異なり、満足する結果が得られないことがあります（図1〜3）。

Point 2 　顔貌を基準にすることで基準線を的確に歯科技工士に伝える

顔貌との関係を歯科技工士に伝えるには、ホリゾンタルバー（竹串、割りばしなど、図4）とシリコーンバイトを利用した方法があります。これは、顔貌に対して水平面と正中線を記録することが簡単にできます。

つぎにコイスデントフェイシャルアナライザーシステム（Panadent、図5）も有効です。これは顔貌に対する以下の三次元的な位置づけを可能にします。
❶矢状面の顔面中心線の記録
❷前顔面の基準の記録

❸咬合水平面の記録（図6）

顔貌からみた中切歯の切縁の位置と正中の位置がもっとも重要で、そこを基準に咬合平面やスマイルラインも決定されていきますので、われわれはいかに患者の情報をラボサイドに伝達するかが重要になります。このような方法を利用することで、咬合器上での基準線を含んだ咬合器付着（エステティックマウント）が可能となってきます。

図1 顔貌と口唇・歯のバランスが良好でないことがわかる。
図2 切縁の関係、歯軸、歯頸ラインが不揃いなことがわかる。
図3 耳珠を参考にするフェイスボウでは、耳珠に左右差があると顔貌を基準にしたエステティックマウントができない場合がある。

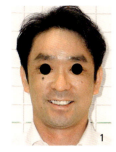
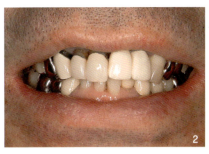
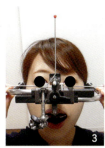

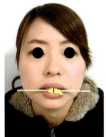
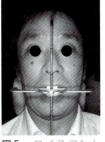
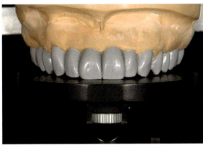
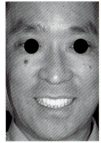

図4 ホリゾンタルバー（竹串）を用いて水平面と正中の記録をとる。
図5 コイスデントフェイシャルアナライザーを用いて三次元的記録をして、エステティックマウントを行うと審美的技工操作が可能となる。
図6 咬合平面版に中切歯の位置づけを正確に行えると、左右の咬合平面もバランスがとりやすくなる。
図7 ワックスアップをもとにプロビジョナルレストレーションを口腔内に装着し、微調整を行う。

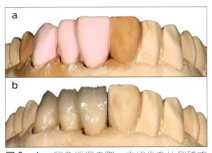
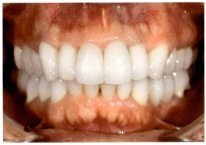
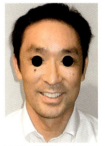

図8 a、b 印象採得の際、中切歯を片側残すことで正中や歯軸を正確に最終補綴に移行できる。
図9 プロビジョナルレストレーションを参考に最終補綴を行う。
図10 顔貌に対する口唇・歯の関係は審美的に満足できる結果となった。

Point 3　プロビジョナルレストレーションをうまく活用して伝達する

　実際にはエステティックマウントを行い診断用ワックスアップをし、プロビジョナルレストレーションを製作していきますが（図7）、その後、チェアサイドで患者と術者の話し合いにより、最終形態を注意深く決めることも重要になります。

　最終的に正中や歯軸が決定されたプロビジョナルレストレーションであれば、これをうまく利用することにより、歯科技工士に情報を正確に伝達することができます。

　複数歯を補綴する場合は、参考にするプロビジョナルレストレーションの一部を口腔内に残した状態で印象採得を行うと、隣在歯を参考に正中・切縁・歯軸が製作できるようになります。

　臨床でたびたび問題となる「プロビジョナルレストレーションと最終補綴物との大きな違い」が存在すれば、患者の満足は得られません。われわれは審美面・機能面でしっかりとしたプロビジョナルレストレーションをチェアサイドで製作し、またそれと同様の最終補綴物を製作することではじめて、患者の満足を得ることができるのです。

6. 歯科技工士との連携：修復編

048 前歯部インプラント審美修復の注意点

キーワード：前歯インプラント、アバットメント、プロビジョナルレストレーション

Question
相談者：A. I. さん
34歳、勤務医

前歯部インプラントの立ち上げの際に、審美修復で気を付ける点（スキャロップ、アバットメント製作の基準）などを教えてください。

Answer

前歯部インプラントにおいて、審美性に優れた補綴物を製作するためには、さまざまな事柄に注意を払わなければなりません。そのなかでもっとも重要なポイントはフィクスチャーのポジションであり、三次元的に理想的な位置に埋入されていない場合は審美的な結果が得られないこともあります。ここでは、二次手術から最終補綴物を装着するまでのステップについて解説します。

回答者
松本和久

Point 1　直径の細いヒーリングアバットメントを使用

審美的結果を得るためには軟組織の保存が重要です。二次手術時はできるだけ角化歯肉の保存に心掛けなければなりません。前歯部インプラントにおいては、軟組織の移植をともなうことも多く、できるだけ直径の細いヒーリングアバットメントを装着後、軟組織が治癒した後に、プロビジョナルレストレーションを用いてインプラント周囲の歯肉形態を形づくることが重要です。

Point 2　必ずプロビジョナルレストレーションを装着

二次手術後、プロビジョナルレストレーションにより審美性および発音や咀嚼機能等の確認を行う必要があります。

プロビジョナルレストレーションの製作方法を以下に記します。

既製のインプレッションコーピングを用いて印象を採り、ガム模型を製作した後に理想的な歯冠形態のワックスアップを行います。この際、歯冠長が長い、歯間鼓形空隙が生じる等、理想的な形態にならない場合には、軟組織の移植が必要となることもあります。理想的な歯冠形態が決定した後、歯肉貫通部分の形態、つまりワックスアップより得られた最終歯冠形態歯頸部とプラットフォームまでの間の形態を仕上げます。このステップは、ガム模型を調整して移行的な形態を形づくります。具体的には、プラットフォームからできるだけストレートに立ち上げ、歯頸部に達する少し手前からゆるやかなカーブを描くように仕上げるように心掛けます。

プロビジョナルレストレーションの装着直後は、歯肉

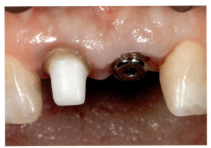

図1 二次手術後。

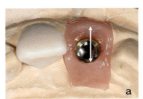
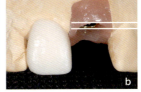
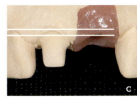
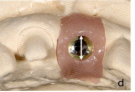
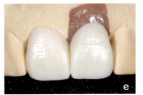
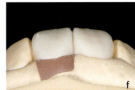

図2 a～f 診断用ワックスアップとガム模型の調整。

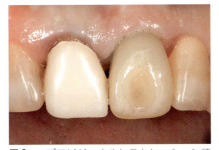

図3a プロビジョナルレストレーション装着時。

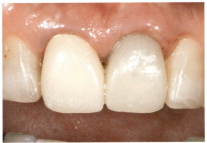

図3b プロビジョナルレストレーション装着から10日後。

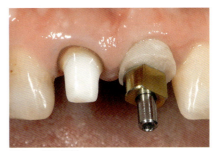

図4 印象採得。

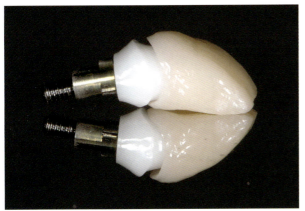

図5 アバットメント。

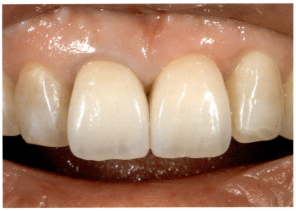

図6 治療後。

の貧血部分や歯間鼓形空隙が生じますが、5～7日間程度インプラント周囲の歯肉の反応を確認し、必要があれば歯肉貫通部分の形態修正を行います。

Point 3 形成された歯肉貫通部の形態をアバットメントに移す

　上部構造の形態が決定した後、プロビジョナルレストレーションにより得られた形態を、最終アバットメントとクラウンに置き換えます。プロビジョナルレストレーションにより形づくられた歯肉貫通部分の形態を、カスタムインプレッションコーピングを使用して模型上に再現します。歯肉貫通部分の形態を正確に再現できれば、アバットメント装着後の歯肉の変化は最小限に抑えることができます。セメント固定にて最終補綴物を装着する場合、余剰セメントの除去が容易に行える位置にフィニッシュラインを設定します。

6. 歯科技工士との連携：修復編

049 ポーセレンラミネートベニアとクラウンタイプの混在ケースへの対応

キーワード：ベニア・クラウンタイプ混在ケース

Question

相談者：W. W. さん
38歳、開業3年目

ラミネートベニアとオールセラミックスと同時に製作する場合はどのようなステップを踏めばよいでしょうか？

Answer

ラミネートベニアとオールセラミックスの混合ケースは臨床でもたびたび遭遇します。ここでは同時に進行するためのチェアサイドとラボワークについて解説します。まずは全体の流れをみていきましょう。

❶チェアサイドでは同時に印象採得を行い、ラボにて同時製作します。以前はラミネートベニアを装着後、その色をみてクラウンタイプの装着を行う手順でしたが、昨今はマテリアルの変遷もあり同時製作となります。

❷チェアサイド～ラボワークのステップについては図1～9のようなステップで行います。

❸ラボから戻ってきた場合の装着までのステップはつぎのようになります。

a．通常の試適／b．装着ステップはラミネートベニア装着→クラウンの再試適で色の調和を確認／c．クラウンの装着。なお、試適の要件は以下のとおり。

コンタクト、内面のフィットを確認／色のマッチングをみます。試適を行う際は補綴修復物の内面に水滴をつけて、ウェットな環境下で色のチェックを行います。／原則的には咬合調整はラミネートベニアは装着後に（ライトタッピングで試適時におおまかに確認する）、クラウンタイプは試適時に行います。

回答者

北原信也

回答者

上林 健

Point 1　治療の流れのなかでのチェック事項

一般的にはラミネートベニアはその支台歯の色の影響を受けやすく、実際に装着してみないとわからないことがあります。よって試適後に問題がなければ、まずはラミネートベニアを装着し、クラウンは再試適を行ってカラーマッチングをチェックします。その際、わずかな色の変化が認められる場合はクラウンを仮着して1～2週間ほど経過観察を行います。その後もラミネートベニアとクラウンに色の違いが生じている場合、またラミネートベニア装着後のクラウンとの色の違いが明らかに認められる場合は、色調の違いのわかる資料（写真等）をつけてラボに戻し、色の微調整を行います。

色の微調整をセメントで行うという高度なテクニックもありますが、筆者の経験ではセメント自体の経年変化もあることから、装着直後に仮にカラーマッチしても、数年後にはセメントの変色に加え、装着物の元々の色の違いも出現することから、あまり推奨はできません。補綴修復物そのものでの色のマッチングをめざし、セメントは同一色で装着することをお勧めします。

では、詳細を具体的にみていきましょう。

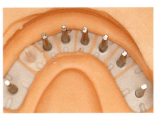
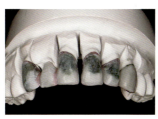

図1 | 図2

図1 作業模型製作後、デュプリケートし、ラミネートベニア部分に耐火材（ジルコニア専用）を注入し、セラミックピンをたて、石膏を流して耐火模型の作業模型を制作する。
図2 作業模型にてワックスアップを行う。
図3 支台歯の色調確認。
図4 ジルコニアフレーム上にインターナルステインにてベース色を微調整する。
図5 ラミネートベニアとクラウン部を同時に築盛する。ワックス時に舌側からシリコーン印象し、築盛のガイドラインとする。

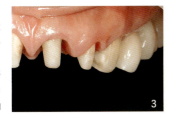
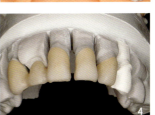
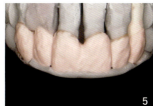

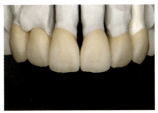
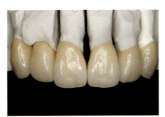
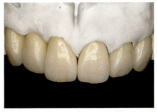
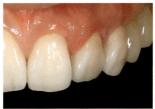

図6 築盛。
図7 形態修正、グレーズ完成。
図8 ラミネートベニア部の耐火材をサンドブラストガラスビーズ（1.5気圧程度）で除去し、適合調整後、歯列模型上で確認する。
図9 口腔内装着、|3 ラミネートベニア。

Point 2 マテリアルの選択をする

　ラミネートベニアとセラミッククラウンを同時に製作するにはいくつかの方法があります。プレスセラミックスで製作する方法、ジルコニアのみで製作する方法、金属焼付ポーセレンクラウンと耐火模型の併用したラミネートベニアなどがありますが、今回はジルコニアフレームに陶材築盛を行い、耐火模型でベニアを製作する方法ですので、陶材はジルコニア専用のパウダーを使用します。

Point 3 収縮の大きい部分にリリーフする

　耐火材の収縮を考慮し、ベニアは形成によってリリーフが必要になります。このケースでは、近遠心のコンタクト回復のため、近遠心の収縮が大きくなると考えられるので、作業模型の近心と遠心にワックスでリリーフします。

Point 4 耐火材部分はアンダーカットを避ける

　作業模型を通常どおり製作した後、印象材でデュプリケートします。耐火材は比較的脆く壊れやすいので、ベニア支台のトリミングはアンダーカットのないトリミングが必要です（印象材から外す際、耐火材が壊れやすい）。耐火材はジルコニア専用のものを注入し、両隣在歯のダウエルピンにユーティリティワックスで橋渡しにして、セラミックピンを植立します（図1）。

Point 5 支台歯の色調を確認する

　このケースでは支台歯の変色はありませんが、もし、変色がある場合は、変色部分にオペーカスデンティンなどでマスキングをしてから築盛をします。

6. 歯科技工士との連携：修復編

050 ポーセレンの築盛スペースが確保できない場合は？

キーワード：ジルコニア、ライトレイヤリング、クリアジルコニア

Question
相談者：S.S.さん
32歳、開業2年目

患歯が生活歯で支台歯歯質の削除量に限界があり、ポーセレンの築盛スペースが確保できません。そのようなケースには、どう対応したらいいでしょうか？　また、同様のケースで支台歯に変色のある場合についての対応も教えてください。

Answer

補綴物製作の際には、築盛スペースと支台歯の色調の確認が重要となります。現在、クリアジルコニアの普及により、前歯にもフルジルコニアを使用することができるようになりました。以下にポイントを解説していきます。

回答者
北原信也

回答者
上林 健

Point 1・2　築盛スペースと支台歯の色調の確認が必須

エステティックエリアの前歯部支台歯形成では、隣在歯との色調の同調を考え、各種コーピングに最低限の陶材築盛が必要になります。そして強度も考慮して、一般的にフルカバータイプではコーピングフレームに約0.5mm、築盛に約0.5mmの厚みが必要となり、すると唇側で最低でも1mmの形成量が必要になります。失活歯の場合は形成量のコントロールが可能ですが、生活歯においては1mmの形成量を確保するために慎重に数回に分けて形成し、歯髄刺激を最小限に抑える配慮が必要になります。しかし、患者の希望や時間的制約のある場合において短期間で完了させたい場合、このような時間とステップを踏むことが難しいケースもあります。

Point 3　モノリシッククリアジルコニア

一方で、高強度の材質としてジルコニアが普及していますが、そのなかでも陶材築盛を行わないフルジルコニアが使用されるケースも多くなっています。しかし、従来のフルジルコニアは発色が強すぎ、前歯の使用には不向きとされてきました。昨今、それを解決すべく透明性のあるクリアタイプのフルジルコニアが出現し、前歯部への応用が可能となりました。

この透明性のあるフルジルコニアを使用することで、従来のコーピング＋築盛に替わりモノリシックもしくはわずかな色の調整としてのライトレイヤリングのみでの厚さ約0.5mmのジルコニアクラウンを製作することができるようになりました。強度と色調の両方を兼ね備えたクリアジルコニアの出現により、エステティックエリアへのMI治療が可能になったといえます。

図1a	図1b
図1c	図1d

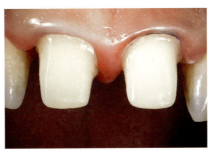
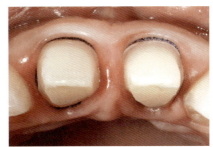
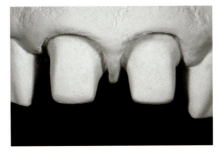

図1a〜d　1|1の形成後の口腔内写真と模型。ミニマムな形成を行う（薄いところで0.5mmの形成）。

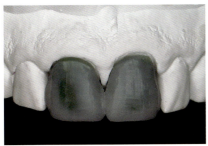

図2a　フルカントゥアワックスアップ。

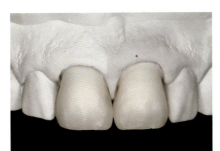

図2b　フレーム調整。

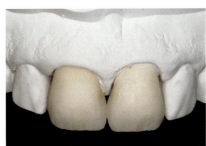

図2c　フレーム上にインターナルステイン。

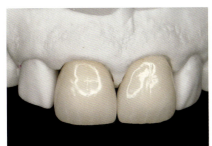

図2d　形態修正完了。

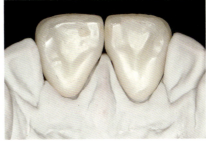

図2e　舌側面の形態も機能的な考慮（発音、アンテリアガイダンス）が必要である。

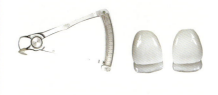

図2f　完成したライトレイヤリングモノリシックジルコニアクラウン。最薄で0.5mmである。

表1　A社ジルコニア（モノリシック）の物性と透過率。ジルコニアはその透過率を上げると強度が下がることがわかる。しかし、臨床で多く使用されるプレス系セラミックス（ニケイ酸リチウム）の曲げ強度が360〜400MPaといわれるので、super high translucencyのフルジルコニアでもかなり高強度である。

	low translucency	high translucency	super high translucency
bending strength	1,050〜1,350	650〜950	550〜850
translucency	35〜40%	42〜48%	48〜52%

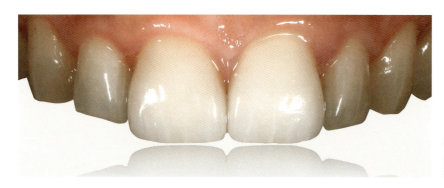

図3　0.5mmライトレイヤリング、クリアジルコニアの装着。ジルコニアでありながら自然感のある柔らかい色調が表現できる。

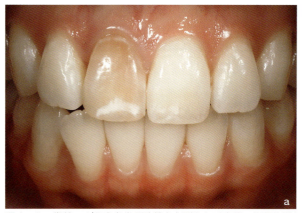
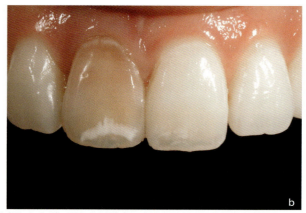

図4a、b　術前：1̱の変色歯の改善を主訴として来院。当初失活していると思われたが、電気歯髄診査によりバイタルであることがわかる。インターナルブリーチングは生活歯のために行うことができず、通常のホワイトニングを行うも色調の改善は難しいとの判断から補綴治療へ移行した。一般的にはディスカラー（変色）の強い歯はオペーク色により色を隠す必要があり、形成量も多めにとる。しかしクリアジルコニアにライトレイヤリングで仕上げることで、ミニマルな形成量で色をだすことができる。

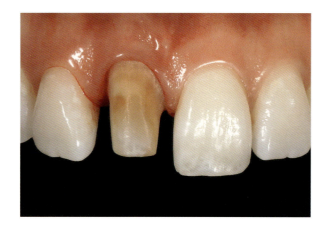

図4c　支台歯形成完了。形成後のディスカラーに注目。

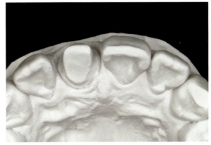
図4d 唇側、ポーセレンスペースに注目。

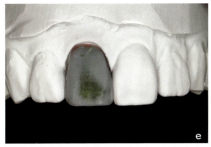
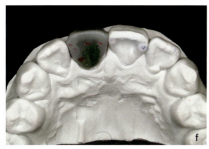
図4e、f ワックスカットバック。コンタクト部。

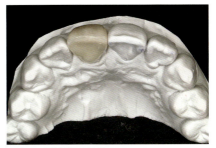
図4g 形態修正完了。

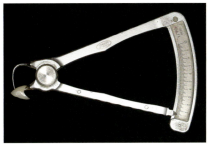
図4h 唇側の厚みは、フレームを含み約0.5mm程度。

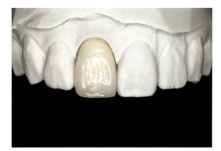
図4i 模型上完成。

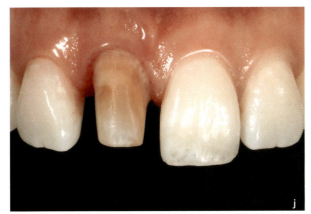
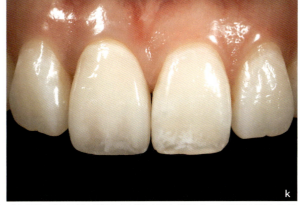
図4j、k 口腔内セット、術前、術後の比較。クリアジルコニア＋ライトレイヤリングの特徴は①厚さが薄くても（約0.5mm）強度が保たれること、②従来の白い発色を押さえることができ、薄くてもディスカラー歯に対してオペーク効果と透明感のある仕上がりが可能であること、③複雑なカラーでなければ十分審美的な結果をもたらすこと、④ジルコニアの表面の硬さ、性状等を十分に生かしつつも、従来は苦手とされた色調のマッチングもある程度調整することができるようになったことなどが挙げられる。

[監著者略歴]

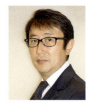

●北原 信也（きたはら のぶや）

1989年	日本大学松戸歯学部卒業
1992年	北原歯科医院開業
2000年	ルウミネッセンス開業
2003年	銀座ノブデンタルオフィス開業
2007年	シンガポールライセンス取得
	TP Dental Surgeon 非常勤
2012年	（銀座ノブデンタルオフィス移転）
	東京八重洲に Team 東京 代表
	TEAM 東京 ノブデンタルオフィス開設
	TEAM 東京 ノブレストラティブデンタルオフィス
2014年	Asia Healthcare Dental Centre 非常勤（シンガポール）

昭和大学歯学部兼任講師、日本大学歯学部兼任講師、日本大学松戸歯学部兼任講師、日本歯科保存学会専門医、日本歯周病学会、日本接着歯学会、日本歯科理工学会、日本歯科審美学会、東京 SJCD 理事・コースインストラクター

[著者略歴]

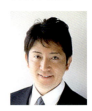

●西山 英史（にしやま ひでふみ）

1993年	日本大学松戸歯学部 卒業
1997年	日本大学大学院 卒業
2004年	西山デンタルオフィス開業

東京 SJCD 理事、日本大学松戸歯学部兼任講師

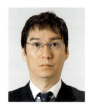

●山﨑 治（やまざき おさむ）

1999年	日本大学松戸歯学部卒業
同年	原宿デンタルオフィス勤務

東京 SJCD 会員、日本歯科審美学会会員

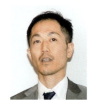

●中村 茂人（なかむら しげる）

2000年	日本大学松戸歯学部卒業
2002年	原田歯科クリニック勤務
2007年	土屋歯科クリニック &works 勤務
2008年	デンタルクリニックアレーズ銀座開業

東京 SJCD 会員

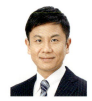

●加部 聡一（かべ そういち）

1999年	東京歯科大学卒業
2001年	東京医科歯科大学　第二補綴科専攻過程終了
同年	（医）英知会　あいはら歯科医院勤務
2004年	加部歯科医院副院長就任

東京 SJCD 理事、咬み合わせ認定医、臨床研修指導医、Academy of Microscope Enhanced Dentistry Active Member

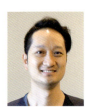

●富施 博介（ふせ ひろすけ）

2001年	日本歯科大学卒業
2003年	ミツワ歯科勤務
2004年	原宿石川歯科勤務
2007年	ライフデンタルクリニック開業

東京 SJCD 会員

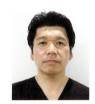

●西 耕作（にし こうさく）

1993年	福岡歯科大学卒業
同年	きたぞの歯科矯正勤務
1997年	西耕筰歯科医院開業

顎咬合学会認定医、補綴学会会員、ICOI 認定医、福岡 SJCD

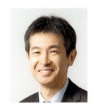

●松本 和久（まつもと かずひさ）

1993年	北海道医療大学歯学部卒業
2001年	松本デンタルオフィス開業

北海道 SJCD 会長、大阪 SJCD マイクロコース講師、MTIJ 講師（Microsurgery Training Institute Japan）、日本顕微鏡歯科学会評議員、Carl Zeiss 公認インストラクター、AO 会員

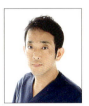

●橋爪 英城（はしづめ ひでき）

1989年	日本大学松戸歯学部卒業
1993年	日本大学大学院松戸歯学研究科修了・博士（歯学）
1993年	日本大学助手
1996年	日本大学海外派遣研究員
	Thomas Jefferson Univ. (Philadelphia PA US)
	Roche Bioscience (Palo Alto CA US)
2001年	日本大学松戸歯学部講師（専任扱）
2007年～2010年	日本大学松戸歯学部専任講師
2010年	ホワイトデンタルグループ葛飾院長
2010年	日本大学松戸歯学部兼任講師
2012年	TEAM 東京 橋爪エンドドンティクス デンタルオフィス開業

日本歯科保存学会歯科保存治療専門医、日本歯科保存学会、日本歯内療法学会、日本口腔インプラント学会、東京 SJCD

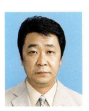

●上林 健（かみばやし たけし）

1980年	横浜歯科技術専門学校卒業
	横浜中央歯科補綴研究所入社
1985年	ナチュラル・セラミック開業
1991年	有限会社 ナチュラル・セラミックに改組
2005年	東北歯科技工専門学校非常勤講師
2010年	横浜歯科技術専門学校非常勤講師

QUINTESSENCE PUBLISHING 日本

天然歯審美修復のセオリー
図解 Q&A

2017年1月10日　第1版第1刷発行

監　　著　　北原信也
　　　　　　（きたはらのぶや）

発 行 人　　北峯康充

発 行 所　　クインテッセンス出版株式会社
　　　　　　東京都文京区本郷3丁目2番6号　〒113-0033
　　　　　　クイントハウスビル　電話(03)5842-2270(代表)
　　　　　　　　　　　　　　　　　(03)5842-2272(営業部)
　　　　　　　　　　　　　　　　　(03)5842-2275(編集部)
　　　　　　web page address　http://www.quint-j.co.jp/

印刷・製本　　サン美術印刷株式会社

Ⓒ2017　クインテッセンス出版株式会社　　　禁無断転載・複写
Printed in Japan　　　　　　　　　　　　　落丁本・乱丁本はお取り替えします
ISBN978-4-7812-0533-5　C3047　　　　　　定価はカバーに表示してあります